医药科普丛书

一本书读懂
腰椎病

主编　张建福　张董喆

中原农民出版社
·郑州·

图书在版编目(CIP)数据

一本书读懂腰椎病/张建福,张董喆主编. —郑州:中原农民出版社,2016.6
(医药科普丛书/温长路主编)
ISBN 978-7-5542-1415-2

Ⅰ.①一… Ⅱ.①张…②张… Ⅲ.①腰椎-脊椎病-防治-问题解答 Ⅳ.①R681.5-44

中国版本图书馆 CIP 数据核字(2016)第 088101 号

一本书读懂腰椎病
YIBENSHU DUDONG YAOZHUIBING

出版:中原农民出版社
地址:河南省郑州市经五路 66 号 **邮编:**450002
网址:http://www.zynm.com **电话:**0371-65751257
发行:全国新华书店
承印:新乡市豫北印务有限公司

投稿邮箱:zynmpress@sina.com
医卫博客:http://blog.sina.com.cn/zynmcbs
策划编辑电话:0371-65788653 **邮购热线:**0371-65724566

开本:710mm×1010mm 1/16
印张:8.75
字数:131 千字
版次:2016 年 6 月第 1 版 **印次:**2016 年 6 月第 1 次印刷

书号:ISBN 978-7-5542-1415-2 **定价:**22.00 元

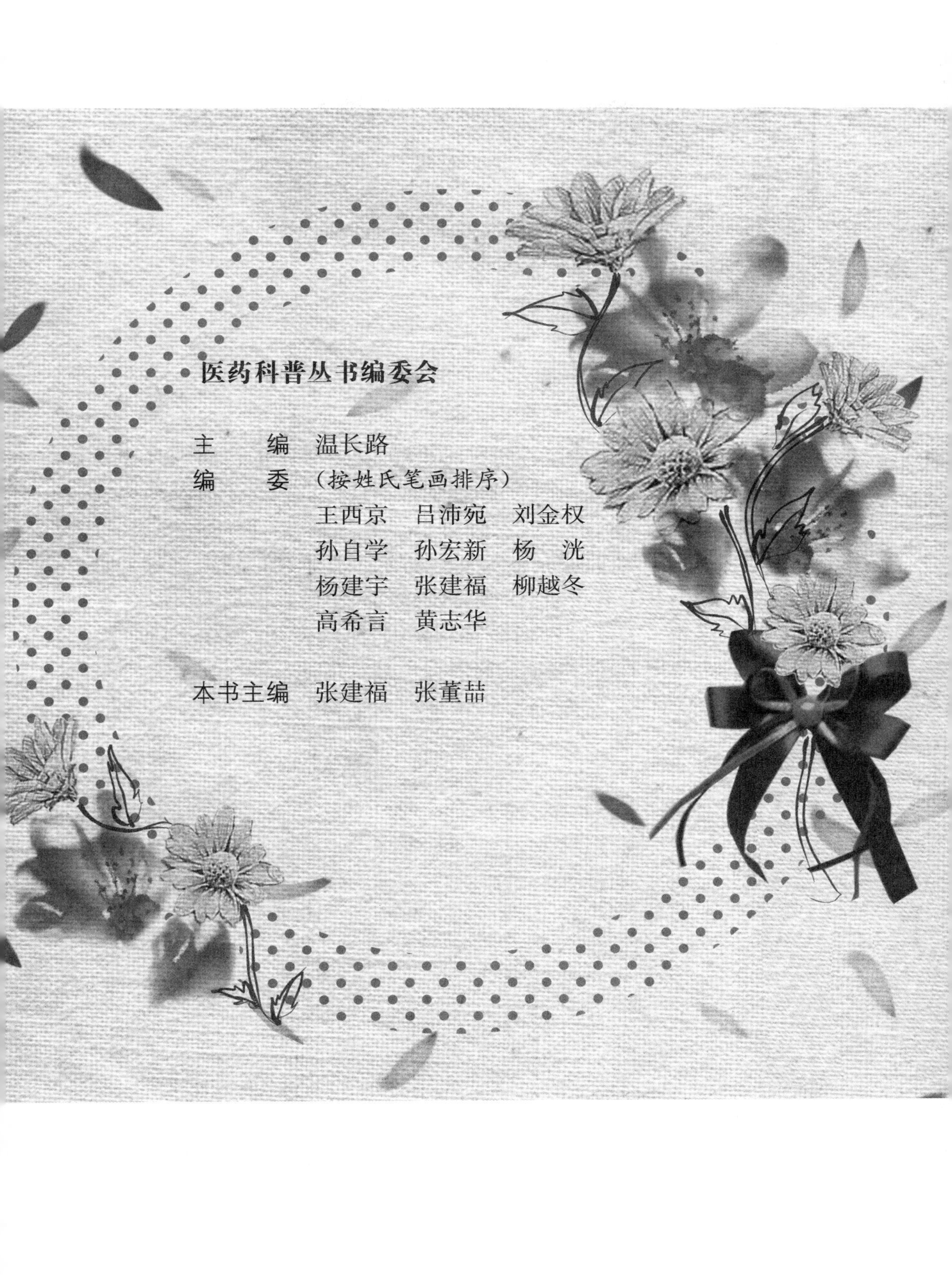

医药科普丛书编委会

主　　编　温长路

编　　委　（按姓氏笔画排序）

王西京　吕沛宛　刘金权

孙自学　孙宏新　杨　洸

杨建宇　张建福　柳越冬

高希言　黄志华

本书主编　张建福　张董喆

腰椎常见病是腰椎间盘突出症，是一种以退行病理改变为基础的疾患，诱发原因很多，发病人群广泛。很多患者对治疗该症没有头绪，没有办法，没有信心。本书采用一问一答形式，将专家临床经常遇到的、患者关心的问题，用通俗的语言进行了回答。本书共分脊椎篇、腰椎篇、腰痛篇、中医保健篇、其他篇，详细地描述了关于腰椎病的发病原因、防治方法、治疗手段等内容。希望本书能为腰椎病患者提供一些帮助。

再序

一套丛书，两年间出版了 24 种，不仅被摆放在许多书店的显眼位置，有不错的卖点，而且还频频在各类书展中亮相，获得读者的好评。2014 年 2 月，其中的 19 种已通过手机上线阅读，把它带进了更广阔的空间……这些信息既让我高兴，也使我惊讶：一个地方性的出版社能有如此之光彩，可见其决策者运筹之精、编辑人员付出之多、市场运作人员对机缘的把握之准了。在平面出版物不断受到冲击的今天，这是不是应当引起关注和研究的一个现象呢！百姓的需求是最大的砝码，读者的喜爱是最好的褒奖，中原农民出版社不失时机地组织专家又编写出一批后续书目，并将于 2014 年 7 月起陆续推出。作为这套丛书的主编，我抑制不住内心的冲动，提笔写下这段话，以为这套丛书的高效繁衍鼓劲、助力！

继续推出《医药科普丛书》的意义，起码有三点是可以肯定的：

一是，为国民健康素养的提高提供食材。2012 年，我国居民的基本健康素养水平只有 8.8%，处于比较低的层次，与中国的大国地位和整体国力很不适应。2014 年 4 月，国家卫生和计划生育委员会在《全民健康素养促进行动规划（2014—2020）》中提出了 5 年后要将这个水平提高到 20%的目标，这既是一项利国利民的大事，也是一项涉及诸多方面的艰巨任务。作为医学科学工作者，最方便参与、最有可能做到的就是利用自己的知识、智慧和创造性劳动，在向受众提供诊疗服务的同时，进一步加大对医学知识普及的广度、深度、力度和强度，通过讲健康知识、写科普作品，面传心授，身体力行，用群众喜闻乐见的形式向他们传播科学的生活理念和生活方式。《医药科普丛书》的承载中，就包含有这样崇高的使命。

二是，为医疗制度改革的顺利进行拓宽思路。我国正在进行的医疗制度改革，事关国计民生。疾病谱的快速变化、老龄化的日趋突出，困扰着未来世界的发展，也困扰着社会的安宁。美国的人均年医疗经费投入已高达8 700美元（占美国 GDP 的 17.7%，是全球总投入的 1/4），而国民健康水平（发病率和人均寿命）在世界卫生组织 191 个国家的排名中却一直徘徊在第18～20位。我国虽然在过去短短几十年时间就完成了西方国家一二百年才完成的转变，但同时也存在着发展中国家所面临的疾病和健康的双重负担。如不及早干预，未来国家GDP的1/4将用于医疗。要解决十几亿人口的健康问题，必须寻找一条符合我国国情的路子，用李克强总理的话说，就是用中国式的方法去解决世界难题。《医药科普丛书》的承载中，也包含着这样积极的因子。

三是，为健康服务业的发展增添动力。2013年10月，国务院正式出台了《关于促进健康服务业发展的若干意见》(以下简称《意见》)，要求充分调动社会力量的积极性和创造性，扩大供给，创新发展模式，促进基本和非基本健康服务协调发展，力争到2020年，基本建立覆盖全生命周期、内涵丰富、结构合理的健康服务业体系。《意见》中提出的今后一个时期发展健康服务业的八项任务，体现在治疗、预防、保健、康复的各个层面，如何实现对疾病干预的前移，树立超前的健康管理意识，是重中之重的工作。它对降低发病率、减少疾病痛苦、节约卫生资源、增加健康指数、增强国力都有不可估量的作用。围绕这一理念，在健康预测、健康评估、健康教育、健康维护、健康干预等领域大有作为。《医药科普丛书》的承载中，还包含了这样有益的探索。

《医药科普丛书》的作者，都是各个学科的专家，资质是完全可以放心的。已经出版的24种书，传播了健康的正能量，产生了较大的影响，这是应当肯定的主旋律。仔细阅读就会发现，有的书文笔老到，深入浅出，趣味引人，出自长期从事科普的高手；有的书，墨花四溅，激情横溢，单刀直入，出自牛刀初试的新秀。越来越多的医学工作者爱科普、做科普，成为学术与科普并举的双重能手，是一种值得称道的好现象。学术与科普，既是可以互相渗透、互相促进，命运密不可分的同宗学问，又是具有不同个性特点的两个领域，如何在二者之间找到恰当的切合点、交融处，是文化和科学传播中需要认真探索和努力解决的问题。建议丛书的后续作品，进一步处理好政治与学术、文化与科学、中医与西医、创新与普及、养生与养病、偏方与正方、食养与食疗、高雅与通俗、书本与实用、引用与发挥等关系，立足基层、立足老百姓的实际需求，以指导大众健康生活方式的建立、养生理念的形成和常见病、多发病的防治方法为主，兼顾不同人群的不同需求，采取多样性的形式，有针对性地为民众提供科学、有用、有理、有趣的知识和技能，成为他们追求健康、幸福人生的好帮手、好朋友。

以上这段话，是感慨之中一气呵成的，充以为序，以与作者、编者、读者共勉吧！

2014年6月6日　北京

序

人类疾病谱虽然不断发生着变化，但常见病依然是影响健康长寿的最主要因素。以最多见的慢性病为例，心脑血管疾患、恶性肿瘤、呼吸系统疾病、糖尿病每年的死亡人数分别为 1 700 万、760 万、420 万、130 万，占世界死亡人数的 85%左右，其中有 30%的死亡者年龄还不足 60 岁。我国的情况也不乐观，政府虽然逐年在增加医疗投资，但要解决好十几亿人口的健康问题，还必须循序渐进，抓住主要矛盾，首先解决好常见病的防治问题。如何提高人们对健康的认知、对疾病的防范意识，是关系国计民生的紧迫话题，也自然是医药卫生工作者的首要任务。

2009 年 10 月，在长春市召开的庆祝新中国成立 60 周年优秀中医药科普图书著作奖颁奖大会上，中原农民出版社的刘培英编辑提出了要编纂一套《医药科普丛书》的设想，并拟请我来担任这套丛书的主编，当时我就表示支持。她的设想，很快得到了中原农民出版社领导的全力支持，该选题被列为 2011 年河南省新闻出版局的重点选题。2010 年，他们在广泛调查研究的基础上，筛选病种、确定体例、联系作者，试验性启动少量作品。2011 年，在取得经验的前提下，进一步完善编写计划，全面开始了这项工作。在编者、作者和有关各方的通力合作下，《一本书读懂高血压》《一本书读懂糖尿病》《一本书读懂肝病》《一本书读懂胃病》《一本书读懂心脏病》《一本书读懂肾脏病》《一本书读懂皮肤病》《一本书读懂男人健康》《一本书读懂女人健康》《一本书读懂孩子健康》《一本书读懂颈肩腰腿痛》和《生儿育女我做主》12 本书稿终于脱颖而出，在龙年送到了读者面前。今年，《一本书读懂失眠》《一本书读懂过敏性疾病》《一本书读懂如何让孩子长高》《一本书读懂口腔疾病》又和大家见面了，这的确是一套适合普通百姓看的科普佳作。

在疾病的防治方法上，如何处理好中西医学的关系问题，既是个比较敏感的话题，又是个不容回避的问题。我们的态度是，要面对适应健康基本目的和读者实际需求的大前提，在尊重中西医学科各自理念的基础上，实现二者的结合性表述：认知理念上，或是中医的或是西医的；检查手段上,多是西医的;防治方法上,因缓急而分别选用中医的或西医的。作为这套书的基本表述原则,想来不必羞羞答答,还是说明白了好。毋庸遮掩,这种表述肯定会存在这样或那样的不融洽、不确切、不圆满等不尽如人意处,还需要长期的探索和艰苦的磨合。

东方科学与西方科学、中医与西医,从不同的历史背景之中走来,这是历史的自然发展。尽管中医与西医在疾病的认识上道殊法异,但殊途同归,从本质上看,中西医之间是可以互补的协作者。中西医之间要解决的不是谁主谁次、谁能淘汰谁的问题,而是如何互相理解、互相学习、互相取长补短、互相支持、互相配合的问题。这种"互相"关系,就是建立和诠释"中西医结合"基本含义的出发点与归宿点。人的健康和疾病的无限性与医学认识活动的有限性,决定了医学的多元性。如果说全球化的文化形态必然是不同文化传统的沟通与对话,那么,全球时代的医疗保健体系,必然也是不同医疗文化体系的对话与互补。当代中国医疗保健体系的建立,必然是中西医两大医学体系优势互补、通力合作的成果。中西医长期并存、共同发展,是国情决定、国策确立、国计需求、民生选择的基本方针。从实现中华民族复兴、提高国民健康素质和人类发展进步的共同目标出发,中西医都需要有更多的大度、包容、团结精神,扬长避短,海纳百川,携手完成时代赋予的共同使命。医学科普,是实现中西医学结合和多学科知识沟通的最佳窗口和试验田。不管这一认识能不能被广泛认可,大量的医学科普著作、养生保健讲座实际上都是这样心照不宣地进行着的,无论是中医的还是西医的。

世界卫生组织称,个人的健康和寿命60%取决于自己、15%取决于遗传、10%取决于社会因素、8%取决于医疗条件、7%取决于气候的影响,这就明确告诉我们,个人的健康和寿命,很大程度上取决于自己。"取决"的资本是什么?是对健康的认知程度和对健康正负因素的主动把握,其中最主要的就是对疾病预防问题的科学认识。各种疾病不仅直接影响到人的健康和生活质量,而且严重影响到人的生存状况和寿命。我国人均寿命从新中国成立之始的35岁升高到2005年的73岁,重要原因之一就是疾病防治手段不断得到改善和提高。如果对疾病防控的技术能够再提高一些,这个数字还有上升的余地。摆在读者面前的这套《医药科普丛书》,就是基于这种初衷而完成的,希望读者能够喜欢它、呵护它、帮助它,让它能为大家的健康给力!

新书出版之际，写上这些或许不着边际的话，权以为序。

2013 年春　于北京

目录

脊椎篇

腰　椎　篇

腰 痛 篇

中医保健篇

其 他 篇

脊椎篇

1 脊柱的构成

脊柱位于背部中央(图 1),由颈椎、胸椎、腰椎、骶椎、尾椎组成,是躯体的中轴骨,作为身体的支柱,具有支撑,传导头、躯干、上肢的

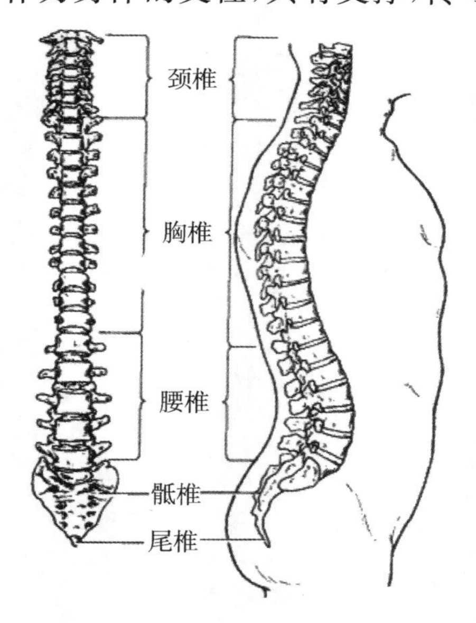

图 1　脊柱在人体的位置

重量和附加重量,减缓振荡,维持躯干平衡,保护脊髓及神经根的重要作用。它通过一系列的椎间关节及附着的肌肉将每个独立的原件加以连接后,构成一个既具有一定的稳定性,又兼具柔韧性的整体。脊柱由椎骨、椎间盘构成,前者累加高度占脊柱全长的 3/4,后者占

1/4。脊柱的前部由椎体及椎间盘组成，后部是各椎体的椎弓、椎板、横突及棘突，在前后两部分之间为一纵行的管状结构，称为椎管，容纳脊髓。其后壁为椎板与黄韧带，前壁由椎间盘及各韧带组成。

脊柱具有支持躯干、保护内脏、保护脊髓和进行运动的功能。脊柱由脊椎骨及椎间盘构成，是相当柔软又能活动的结构。随着身体的运动载荷，脊柱的形状可有相当大的改变。脊柱的活动取决于椎间盘的完整、相关脊椎骨关节突间的和谐。

脊柱的前面由椎体堆积而成，其前与胸腹内脏邻近，不但保护脏器本身，而且同时保护至脏器的神经、血管，其间仅隔有一层较薄的疏松组织。

脊柱的后面由各椎骨的椎弓、椎板、横突及棘突组成，彼此借韧带互相联系，其浅面仅覆盖肌肉，比较接近体表，易于扪触。（图 2）

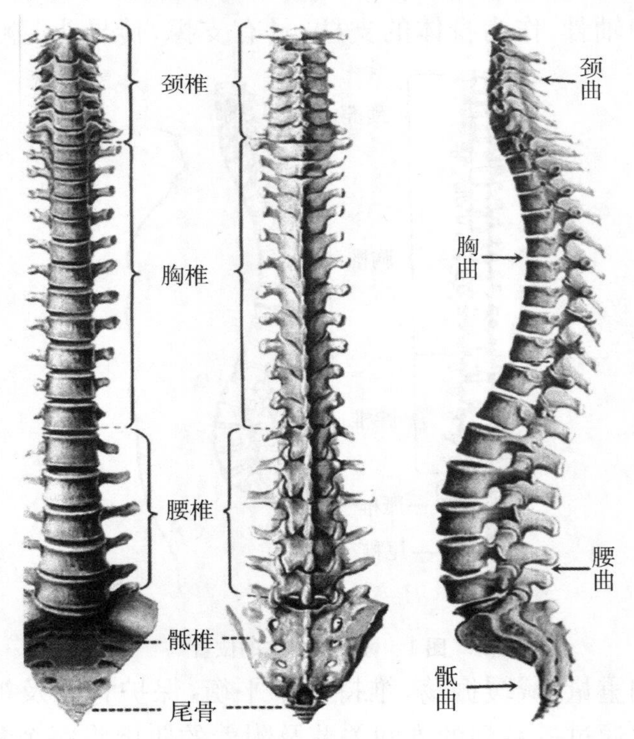

图 2　脊柱的组成

在脊柱前后两面之间为椎管，内藏脊髓，其周围骨性结构如椎体、椎弓、椎板，因骨折或其他病变而侵入椎管时，即可引起脊髓压迫症，甚至仅小量出血、游离物、增生物即可引起截瘫。

2 椎体之间是如何连接的

正常成人除第 1、第 2 颈椎之间无椎间盘外，在颈椎、胸椎、腰椎每 2 个椎体之间夹有一层和椎体紧密结合状且和椎体一致的纤维软骨垫，即椎间盘。成人的椎间盘比其所连接的椎体稍大，其厚度约等于所连接椎体厚度的 1/3。椎间盘是一个无血管的组织，由纤维环、髓核和软骨板组成，与椎体和前、后纵韧带紧密相连，起着弹性垫的作用。

3 脊柱关节间是如何连接的

椎间关节（又称后关节、关节突间关节、脊柱骨突关节），是由相邻两椎体的上、下关节突关节面相对应构成的关节，周围包以薄而紧的关节囊，属于摩动关节，称微动关节。主要功能是稳定脊柱，阻止脊柱的滑脱和防止脊柱过伸。椎间关节关节面排列的方式在脊柱各段均不相同，颈椎近水平位，胸椎近冠状（前、后）位，腰椎近矢状（左、右）位。关节面排列方向决定了脊柱的活动方向和活动范围。

4 脊椎各椎弓间是如何连接的

椎弓间的连接是靠短韧带来完成的。

（1）两个椎弓之间除椎间孔和正中线上的狭窄裂隙外，全部被弓间韧带封闭。由弹性结缔组织构成，呈黄色，故又称黄韧带。黄韧带有很大的弹性，连接着相邻的椎板，协助椎板保护椎管内的脊髓，并限制脊柱的过度前屈。

（2）横突间的连接有横突间韧带。

（3）棘突间的连接有棘突间韧带。

5　脊柱间是如何连接的

脊柱间的连接是靠脊柱的长韧带完成的。

(1)棘上韧带架在各椎骨棘突上,上下连续,在胸、腰、骶部紧贴棘突末端,至颈部则呈板片状,将两侧肌肉分开,且由弹性结缔组织构成,特名之为项韧带。

(2)前纵韧带附着于各脊椎椎体、椎间盘的前面和侧面,是一坚固宽阔的膜状韧带。在椎骨前面上连枕骨大孔前缘,下达骶骨前面,紧贴椎体和椎间盘前面,厚实而坚韧,对脊柱稳定有重要作用。

(3)后纵韧带附着于各椎体及椎间盘的后部,构成椎管的前壁。椎体后面的后纵韧带长度与前纵韧带相当,与椎体相贴部分比较狭细,但在椎间盘处较宽,后纵韧带有限制脊柱过分前屈及防止椎间盘向后脱出的作用。

这样众多的脊椎骨,由于周围有坚强的韧带相联系,能维持相对稳定,又因彼此之间有椎骨间关节相连,具有相当程度的活动,每个椎骨的活动范围虽然很少,但如全部一起活动,范围就增加很多。

6　椎间孔是如何组成的

椎间孔是由相邻两个椎弓根的上、下切迹构成上下壁,椎体、椎间盘构成前壁,后关节及其突起构成后壁,由脊神经通过,故又称脊神经管。

7　腰骶部脊神经是如何分布的

腰骶部的脊神经,从椎间孔发出后即分成前、后两支。前支与相邻诸神经的前支联合形成腰骶神经丛,主要构成股神经和坐骨神经,而分布于下肢;后支转向背侧,又分成内侧支和外侧支,穿过 1 到 2 或更多椎骨,分布于腰臀部的骨、关节、韧带、肌肉和皮肤。此外神经根从椎间孔出来不久,在脊神经节的远侧分出脑膜返支,穿过椎间孔和返回椎管，分布于后纵韧带、硬脊膜和椎管骨膜、硬膜处血管等部位。

8 脊柱为何有支持和保护功能

人体直立时，重心在上部通过齿突，传达至骨盆，相当于髋关节后方，膝、踝关节的前方。脊柱上端承托头颅，胸部与肋骨结成胸廓。上肢借助肱骨、锁骨和胸骨以及肌肉与脊柱相连，下肢借骨盆与脊柱相连。上下肢的各种活动，均通过脊柱调节，保持身体平衡。脊柱的 4 个生理弯曲，使脊柱如同一个弹簧，能增加缓冲震荡的能力，加强姿势的稳定性，椎间盘也可吸收震荡，在剧烈运动或跳跃时，可防止颅骨、大脑受损伤，脊柱与肋、胸骨和髋骨分别组成胸廓和骨盆，对保护胸腔和盆腔脏器起到重要作用。另外，脊柱具有很大的运动功能。（图 3）

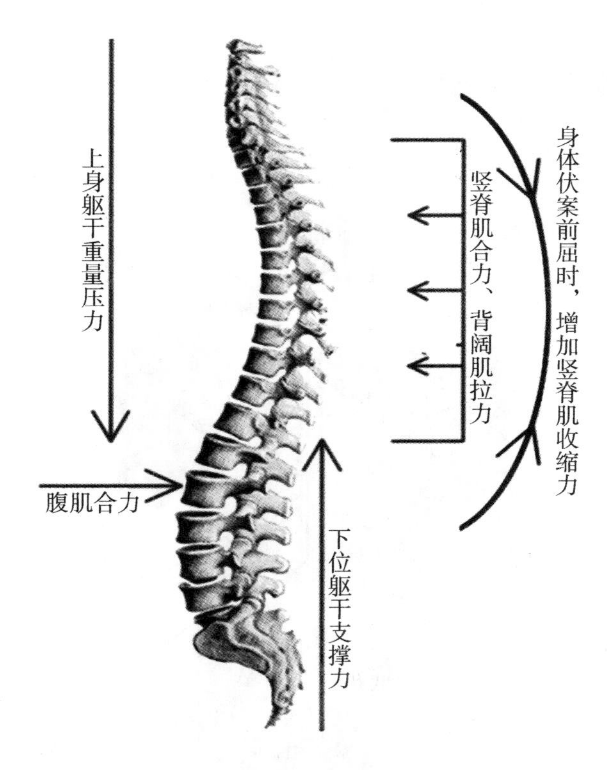

图 3　脊柱的保护能力

9 脊柱的运动功能是怎样的

脊柱除支持和保护功能外，还有灵活的运动功能。虽然在相邻两椎骨间运动范围很小，但多数椎骨间的运动累计在一起，就可进行较大幅度的运动。其运动方式包括屈伸、侧屈、旋转和环转等项。脊柱各段的运动度不同，这与椎间盘的厚度、椎间关节的方向等制约因素有关。骶部完全不动，胸部运动很少，颈部和腰部则比较灵活。人在立正姿势时，通过身体所引的垂直重力线经过颈椎体的后方，在第7颈椎和第1胸椎处通过椎体，经胸椎之前下降，再于胸腰结合部越过椎体，经腰椎后方并穿过第4腰椎至骶骨岬再经骶骨前方、骶髂关节而传至下肢。脊柱的弯曲，特别是颈曲与腰曲，随重力的变化而改变其曲度。

10 脊柱的肌肉主要有哪些部分

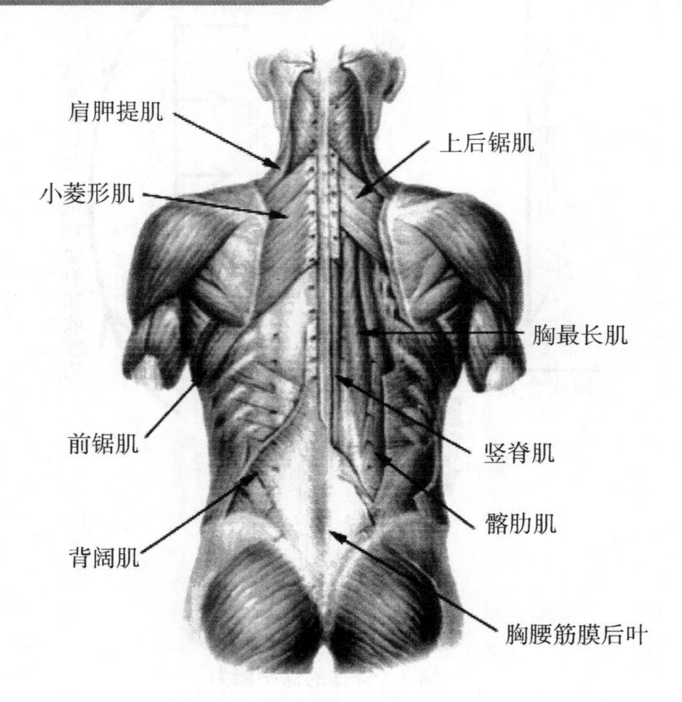

图4 脊柱的肌肉

脊柱背侧主要为肌肉，脊柱周围的肌肉可以活动和承受作用于躯干的外力作用。直接作用于腰背部脊柱的肌肉有背肌、腰肌。背肌分浅层和深层：浅层包括背阔肌、下后锯肌，深层包括骶棘肌、横突棘肌、横突间肌、棘突间肌。腰肌包括腰方肌和腰大肌。(图 4)

间接作用于腰脊部脊柱的肌肉有腰前外侧壁肌、臀大肌、臀中肌、臀小肌、股二头肌、半腱肌及半膜肌等。

11　腰部活动有哪些肌肉参加

腰部的功能活动有 5 组肌肉参加，每个方向的活动都有 2 组肌肉参与，即协同肌的收缩与拮抗肌的松弛来完成。腰部肌肉的功能：前屈的有腹直肌、髂腰肌；后伸的有骶棘肌；侧屈的有骶棘肌、腰大肌和腰方肌；旋转的有横突棘肌(又称多裂肌)。

12　腰背筋膜是如何组成的

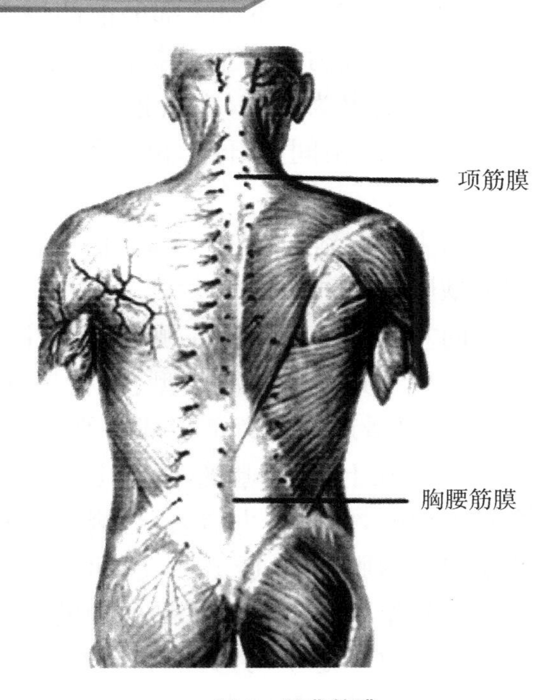

图 5　腰背筋膜

腰背筋膜位于背部，居于浅、深肌之间，较薄，到腰部致密增厚，分深、浅两层，分别包被于骶棘肌的前、后面，形成骶棘肌之间附着于横突；浅层通过骶棘肌的背面附着于棘突；向外深、浅两层在骶棘肌外缘汇合，成为腹内斜肌和腹横肌的起始腱膜；向上附着于第 12 肋下缘；向下附着于髂脊。（图 5）

13 脊柱有哪些运动功能

脊柱可进行屈、伸、侧屈、旋转和环转运动及其他复杂组合动作。

（1）屈曲：当脊柱向前屈曲时，胸部后凸加大，颈部和腰部的前凸减小。同时，棘突可稍微分开，比较容易在腰背部的正中体表扪及。各椎体之间以关节突为轴，使椎体和椎间盘受压。连接后部结构的棘上韧带、棘间韧带、黄韧带等受拉，背腰深浅肌肉受拉。

使脊柱（躯干和颈部）前屈的肌肉主要有胸锁乳突肌、斜角肌、颈长肌、头长肌、腹直肌、腹内斜肌、腹外斜肌、腰方肌、腰大肌等。

（2）背伸：脊柱向后伸展时，颈部和腰部的前凸增大而胸部后凸减小。脊柱整个后部结构的应力水平显著提高。尤其在椎弓根部、椎弓峡部和关节突关节等处更为明显，在近椎弓根处的椎体密质骨表现出比较明显的应力集中，椎间盘纤维环的后外侧的应力水平比前屈时升高。

使脊柱后伸的肌肉主要有斜方肌、上后锯肌、下后锯肌、头夹肌、颈夹肌、骶棘肌、横突棘肌、背短肌等。

（3）侧屈：脊柱弯向左侧的运动称为左侧屈。脊柱弯向右侧的运动称为右侧屈。脊柱的侧屈运动有两种类型：一种是脊柱侧屈时，各部的运动幅度比较一致，椎骨棘突在背部形成一平滑的曲线；一种是运动部位主要集中在颈部和上腰部，胸部脊柱几乎不改变形状或只有较小的改变。脊柱侧屈时，曲侧压力增大，对侧剪力增大。

使脊柱侧屈的肌肉有肩胛提肌、腰方肌、肋间肌、横突间肌等。

（4）旋转：脊柱旋转是指绕垂直轴在水平面内的运动，也称回旋，又可分为左旋和右旋。骨盆固定不动，头部和肩部向左旋转；或头部和肩部固定不动，骨盆向左旋转，都称为左旋。

与脊柱旋转有关的肌肉有胸锁乳突肌、斜方肌上部、斜角肌、腹内斜肌、腹外斜肌、夹肌、髂肋肌、脊柱固有的回旋肌、髂腰肌等。

(5)环转:脊柱的下部固定不动,上端做圆周运动,称之为环转。环转运动也可在悬垂状态下,上部脊柱较为固定时由脊柱下部完成。它是上述几种运动连续进行的结果。

14 正常脊柱活动度是如何完成的

脊柱除了支持身体、保护脊髓和神经根外,还有很大幅度的运动功能。相邻的椎骨及其间的连接组织组成一个运动单位,是脊柱的功能单位。通常人体的活动都是由几个运动节段的联合运动来完成的,所有的运动节段运动的总和使得脊柱有较大幅度的活动,可以进行前屈、后伸、侧屈、旋转和环转活动。

脊柱的活动度由于椎骨和椎间连接的形态、结构的不同而有差异,使得脊柱各部的运动的种类和范围有所不同。例如由脊柱和肋骨组成的胸腔,可限制胸椎的活动;弯腰的动作是由骨盆及腰椎共同活动完成的。同时,性别、年龄及从事的职业不同,如体操、杂技运动员,其脊柱的运动范围亦有很大的差异。

脊柱各部椎骨关节面的方向和椎间盘的大小、厚度与该段脊柱运动方向及活动范围有关。正常脊柱可前屈 90°、侧屈 30°、旋转 30°。脊柱运动的基础是椎间盘和后关节。这些结构的任何部分受损,均可导致临床症状与体征。

15 脊柱的负荷情况如何

脊柱的负荷为某段以上的体重、肌肉张力和外在负重的总和。不同部位的脊柱节段承担着不同的负荷。由于腰椎处于脊柱的最低位,负荷相当大,又是活动段与固定段的交界处,因而损伤机会多,成为腰背痛最常发生的部位。

脊柱的负荷有静态和动态两种。静态是指站立、坐位或卧位时脊柱所承受的负荷及内在平衡。动态则指身体在活动状态下所施于脊柱的力。这些负荷需要相应的关节、韧带和肌肉来维持。

16 不同姿势下脊柱的受力负荷有何不同

脊柱是人体的支柱，它承受挤压、牵张、剪切、弯曲和旋转等应力。脊柱的载荷主要来自体重、肌肉活动、韧带提供的内在张力和外部载荷。

(1)站立位：正常人在直立位时，从侧身看身体上部的重心位于脊柱的前方，躯干的重力线一般是通过第4腰椎中心的腹侧，因此脊柱所受到的压力并不只是人体本身的重力，还包括为了平衡重力的背部肌肉的收缩力。人体垂直站立时，由椎体和椎间盘承受了几乎全部的压力，脊柱各段所受的压力从上而下逐渐增加，但在脊柱稍向后伸展时，一部分压力侧由关节突关节承受且由于骶棘肌和髂腰肌的收缩以及髂股韧带的紧张，使骨盆向前的倾斜程度增大，脊柱腰段的弯曲也随之增大。

(2)坐位：人处于坐位时，脊柱除要受到垂直方向的重力作用和它的偏心力矩。还要受到由下肢传来的与偏心力矩方面相反的集中力矩。此外，由于坐位时骨盆向后的倾斜度增加，脊柱腰曲减小或消失。使重力线向腹侧移动，力矩增大，因此腰部椎间盘的负荷要比直立时大。在坐位时如果躯干向前弯曲，则力矩会进一步增大。

(3)卧位：卧位又可分为仰卧位与侧卧位两种卧姿。

1)仰卧位：仰卧时的脊柱像一个平放着的弹性曲梁，要受到头部和下肢传来的弯矩和剪力，两端的弯矩使脊柱的前面受拉而后面受压，腰肌的作用也可产生对腰椎的负荷。如果升高头部、下肢弯曲，则由头部传到颈椎、由下肢传到髋部的轴力增加，而使脊柱所受的弯矩减小。同时由髋关节和膝关节的弯曲使腰肌放松减弱了对腰椎的牵拉，从而使腰部脊柱的受力得到部分改善。在床板较硬的情况下，在腰椎以下部分的床板不会产生支持应力，只有该部分的躯干重量形成弯矩。此弯矩能减低两端弯矩的作用。如果床板过于松软，在身体下陷后，将有床的反力作用在腰部脊柱，与端部传来的弯矩叠加起来而造成腰部脊柱比较大的应力。因此，软床虽然使身体表面的载荷分散，但增加了腰段脊柱的应力，故患有腰部疾患时应以硬床板最佳。

2）侧卧位：侧卧位时由于重力作用使脊柱的下胸段和上腰段向下弯曲，使该部脊柱上面受压而下面受拉，而颈段脊柱由于头部的重力作用使头端向下产生弯矩。头端的弯矩使颈部脊柱的上面受拉而下面受压。因此，使用高度适宜的枕头可减轻或消除颈部脊柱受到的弯矩，使侧卧时脊柱大致在同一水平线上。

（4）其他体位。

弯腰：当人弯腰抬重物时，脊柱实际上是一个机械效率很小的杠杆。在这种情况下，可以把脊柱看作是固定在骨盆上的一根带有枢轴的悬梁。骶骨相当于枢轴。此时第 5 腰椎及其与骶骨相连接的椎间盘位于悬梁的根部，所以最容易受到损伤。如果不考虑其他因素的影响，一个体重为 60 千克的人，弯腰使背部呈水平状态时，其骶骨所受的压力大约为 180 千克，如果要捡起一个重 20 千克的物体，则骶骨所受的压力约为 250 千克，如此大的力作用于肌肉和椎间盘上是有很大危险的。因此，在弯腰捡东西时，即使所捡的东西不重，也会在腰椎的椎间盘尤其是最下面的一个椎间盘上产生非常大的力。所以应尽量避免采取这种姿势。

17 什么是脊柱的生理弯曲

成人脊柱长约 70 厘米，整个脊柱骨骼在生理状态下，从前面观呈一条直线，如从侧面观则有 4 个曲度，是由发育和生理上的需要而形成，称之为脊柱的生理曲度。自上而下为颈曲、胸曲、腰曲和骶曲，颈曲和腰曲凸向前方，胸曲和骶曲凸向后方，曲度虽然大小不同，但重力线应通过各段曲度交界处。在胎儿早期，整个脊柱只有一个后凸弧，到 1.5 岁时脊柱开始完成 4 个生理弧度的发育，胸曲和骶曲可以视为是先天就存在的，而颈曲、腰曲则为后天形成的，所以这两段曲度又可称为继发性曲度。

脊柱的曲度，大体上都有一定的规范，在女性，腰椎前凸的程度较男性为大，常用右手的人，上段脊柱轻微向右侧突，下段脊柱则轻微向左侧突，常用左手者则相反。维持正常脊柱曲度的因素非常复杂，主要为不同的躯干肌的作用。躯干肌包括所有作用于躯干并与姿势有关的肌肉，可以分为脊柱肌和脊柱外肌。脊柱肌的浅纵行肌群主要作用为后伸，较少为侧屈，深斜行及横行肌群主要作用为旋转，其次为侧屈。脊柱外肌包括腹肌、腰方肌、腰大肌、肋间肌、菱形肌、斜方肌及背阔肌。如脊柱肌软弱或瘫痪，则脊柱外肌将对脊柱姿势维持起重要作用。腹肌和背肌以及髋关节屈肌和伸肌平衡地将骨盆前倾角维持在 30°。骶棘肌和腹直肌是两组重要的抗重力肌肉，屈曲则中心前移，骶棘肌由于本体感觉兴奋发生反射性收缩维持骨盆正常前倾角，使躯干稳定。

脊柱曲度可增加脊柱缓冲震荡的能力，加强直立姿势的稳定性，尤其腰椎的前凸对负重及维持腰部稳定性非常重要。胸段脊柱和骶尾骨向后弯曲，可增加胸腔和盆腔的容积。

脊柱的曲度随年龄可发生改变，老年人脊柱发生退变，椎间盘髓核脱水，椎间隙逐步变窄，颈曲和腰曲可逐渐消失，从而出现老年性驼背。对于长期卧床的青少年，由于脊柱骨发育快，肌肉发育相对迟缓，韧带牵张力增加，亦可引起脊柱曲度的改变。

不同的骨科疾患也可以导致脊柱曲度的改变，如脊髓肿瘤患者常以肿瘤为中心，邻近一部分脊柱正常曲度减少或者完全消失，甚至向相反方向反曲；胚胎发育过程中，如出现一个或者多个椎体发育缺陷，椎体前部分发育不全，后部分继续生长，可引起先天性后凸畸形；在脊柱骨折中，椎体前部压缩，脊柱多向后凸，棘突后翘形成驼背，先天性髋关节脱位患者，由于骨盆前倾，腰段脊柱前凸增加，在脊椎滑脱症亦可引起同样的畸形。腰段脊柱前凸势必引起胸段脊柱代偿性后凸，骶骨向前倾斜，臀部后翘；青少年驼背是由于下段胸椎因椎间盘软骨板损伤，髓核向椎体内突出形成许莫(Schmorl)结节，随后椎体能发生继发性改变，使数个椎体楔形变，发生椎体软骨病致脊柱后凸畸形，形成典型的青年性驼背。

18 脊柱的整体观如何

前面观:椎体自上而下渐加宽,第 2 骶椎最宽,与椎体的负重有关。自骶骨耳状面以下,重力传至下肢骨,体积渐缩小。

后面观:椎骨棘突连贯成纵嵴,位于背部正中线。颈椎棘突短而分叉。近水平位;胸椎棘突细长,斜后下方。呈叠瓦状排列;腰椎棘突呈板状水平向后。

侧面观:可见颈曲、胸曲、腰曲、骶曲 4 个生理性弯曲,颈和腰曲凸向前,胸曲和骶曲凸向后。在正常情况下,脊柱有 4 个弯曲,从侧面看呈 S 形,即颈椎前凸、胸椎后凸、腰椎前凸和骶椎后凸。长期姿势不正和某些疾病(如胸椎结核、类风湿性脊柱炎等)可使脊柱形成异常弯曲,如驼背。(图 6)

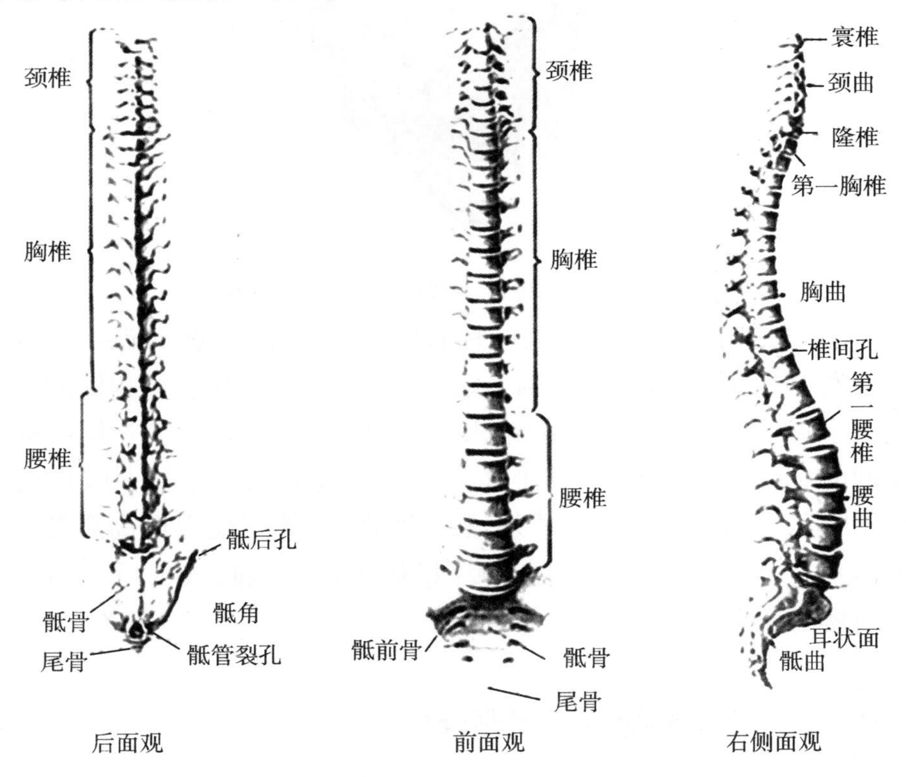

图 6　脊柱的整体观

19 脊柱的生理弯曲是如何形成的

新生儿的脊柱是由胸椎后凸和骶骨后凸形成的向前弯曲(图7)，这两个弯曲可以最大限度地扩大胸腔、盆腔对脏器的容量。婴儿出生时，颈部呈稍凸向前的弯曲，当出生后3个月，婴儿抬头向前看时，即形成了永久性向前凸的颈曲，以保持头在躯干上的平衡。在生后的18个月幼儿学习走路时，又出现了前凸的腰曲，使身体在骶部以上直立。

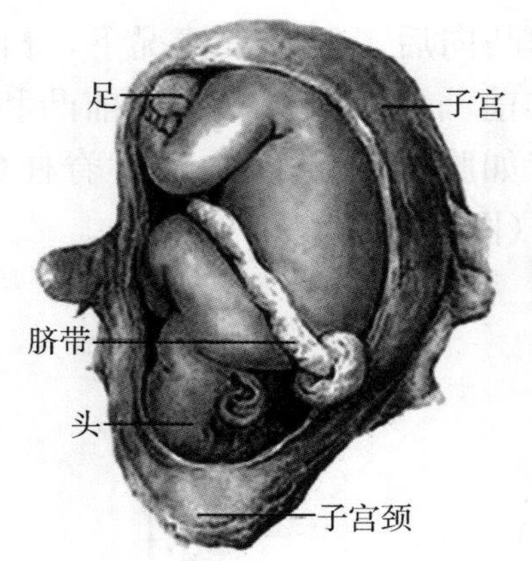

图7 胸骶椎后凸

这样的脊柱出现了人类所特有的4个矢状面(侧面观)弯曲：两个原发后凸(胸曲、骶曲)和两个继发前凸(颈曲、腰曲)。胸椎的后凸是由于胸椎椎体前窄后宽的结果，而颈部的继发前凸主要是由椎间盘的前宽后窄来构成的，其椎体则前后等高或前方稍矮。腰椎的前凸则除了椎间盘的前高后矮外，腰$_4$及腰$_5$椎体亦变得前高后矮；腰$_3$椎体不定，仍多为方形，而腰$_1$、腰$_2$椎体仍适应胸腰段的后凸而呈后高前矮的形态。

20 生理弯曲变化与发病有何关系

完成4个弯曲的人类脊柱在站立位时，重力线应通过每个弯曲的交接处，然后向下以髋关节稍后方，膝踝关节稍前方而达地面。腰椎前凸在每个人并不一致，女性前凸较大。青年性圆背患者，或老年性驼背患者，为保持直立位，腰椎前凸亦增加。老年人椎间盘退变后颈椎及腰椎前凸可减少。脊柱的弯曲可协助椎间盘减少振荡，但却使支撑力减少，在弯曲交界处容易损伤（如胸$_{1\sim2}$、腰$_{1}$）及慢性劳损（如腰$_{4}$、腰$_{5}$）成为腰痛的易发病处。

脊柱的前凸增加称前凸，常见于腰椎及骶骨水平位的人。过大的弧形后凸常见于胸部，如为骤弯则称为成角畸形，常见于骨折、结核。向侧方的脊柱弯曲称为侧凸。这些都影响脊柱的承重和传递功能，故为病理状态，可导致腰痛。

人类直立运动已有300万～500万年的历史，但直立后的脊柱仍不能完全适应功能的需要，特别是腰骶交界处的慢性劳损，常为腰痛发病的基础。

21 椎间盘的构造有哪些部分

正常人体的椎间盘共23个（第1、第2颈椎间无椎间盘），位于两个相邻的椎体之间，保持着椎体间的互相分离，避免骨与骨之间的摩擦和冲撞。椎间盘由纤维环、软骨板、髓核3部分组成，是一个富有弹性的软垫，在充沛时期约占脊柱全长的1/4。

（1）软骨板：由玻璃样透明软骨构成，在椎体上、下面各1个，构成椎间盘的上、下部分，与椎体紧密相连。幼年时期，软骨板较厚，至周缘的骺环完全骨化与椎体融合在一起时，则软骨板变薄，且凹陷于骺环之中。软骨板的边缘以纤维固定骺环之上。

（2）纤维环：为坚韧的纤维软骨组织，呈向心性分层排列。各层纤维呈30°～60°的交角，斜形连接于相邻上、下两椎体缘，呈格子状。由于纤维环的环绕，将髓核固缩于中央。纤维环的外围不仅和上、下骺环连接紧密，而且与前、后纵韧带相互愈合。

（3）髓核：髓核由富于弹性而又柔软的浆状灰白色半固体物质构成，位于软骨板和纤维中央。髓核本身有很大的张力，无一定形态，可随着脊柱的运动而变形。早期，髓核的含水量约为70%，随着年龄的增长，其水分含量逐渐减少，成人的髓核与纤维环之间无明显的分界，到了老年椎间盘完全变成像粥团样的一个肿块，此时髓核的含水量约为20％。由于椎间盘的萎缩，胸段脊柱的后凸明显加大，形成驼背，脊柱长度缩短，身体明显变矮。（图8）

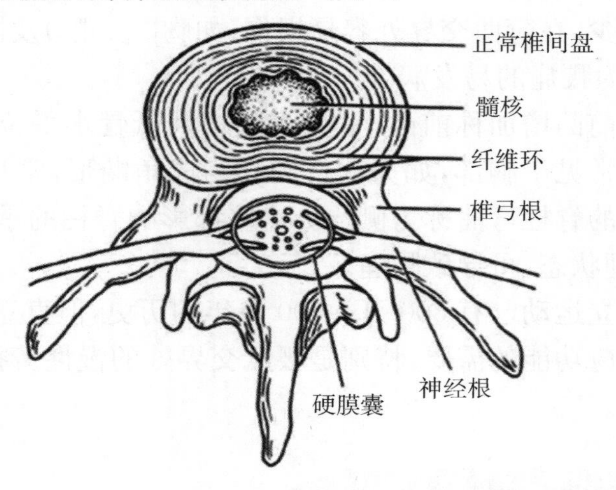

图8　椎间盘的构造

22　椎间盘的功能是什么

（1）连接脊柱并产生运动。脊柱的椎体之间是靠椎间盘相连接，其运动与椎间盘的功能有关。在脊柱的各种运动中，椎间盘不仅变形，而且向运动的相反方向凸出。由于椎间盘的存在，使脊柱具有前屈、后伸、侧弯、旋转等多种运动功能。

（2）负重。当负重时，椎间盘依赖髓核的弹性、纤维环的张力和软骨板的变形来适应。这些组织健全时，能承受相当大的压力而不受损害。根据人体试验测定，当在肌肉松弛状态下平卧时，腰部髓核压力约为12千克或略高。在直立时，压力为12千克加其平面以上体重的总和，即为45～60千克。当脊柱运动时，髓核可作为杠杆作用之支点，所受压力更高；由前屈自然伸直时，压力可增加30％～50％。做剧烈活动或搬取重物时，其压力一时可增至数百千克。尸体脊柱椎间盘测定证明，正常髓核能承受300千克的压力而不破裂，即每平方厘米可负重约 60 千克。这些重力的作用主要是由上而下的垂直压力，使椎间盘组织向周围扩（散）展，当压力解除后，由于其自身的弹性和张力而复原。

（3）吸收震荡。由于椎间盘的存在，避免了椎体之间的直接摩擦和冲撞，人们在日常活动、劳动或生活中，不断由外界传入人体内的震动、冲击力作用于脊柱时，椎间盘就像弹簧和橡皮垫一样起到了缓冲外力、吸收震荡、保护中枢神经的作用，而不使机体造成损害。

23 椎间盘的生长发育与退变情况如何

椎间盘在生长发育过程中，大致有一个共同的规律。按年龄可分为 3 期：1～20 岁为生长发育期；20～30 岁为发育成熟期；30 岁以后为退变期。完全成熟的椎间盘，其软骨板较薄，嵌于椎体的上、下面骺环以内；纤维环的张力大而有弹性。椎间盘借助于软骨板的渗透作用与椎体进行液体交换，以维持其新陈代谢。

青春期后人体各种组织即出现退行性变，其中椎间盘的变化发生较早，主要变化是髓核脱水，脱水后椎间盘失去其正常的弹性和张力，在此基础上由于较重的外伤或多次反复的不明显损伤，造成纤维环软弱或破裂，髓核即由该处突出。

24 椎间盘退变、病变怎样分类

由于椎间盘随着自身的退变及其他原因的损伤导致椎间盘病变，造成髓核脱水，椎间盘正常弹性改变，纤维环破裂，髓核突出或脱出造成症状。由于病变及描述名称各异，美国骨科医师学会对腰椎间盘病变的命名做了如下定义：

（1）椎间盘正常。椎间盘无退变，所有椎间盘组织均在椎间盘内。

（2）椎间盘膨出（bulging）。椎间盘纤维环环状均匀性超出椎间隙范围，椎间盘组织没有呈局限性突出。

（3）椎间盘突出（protruded）。椎间盘组织局限性移位超过椎间隙。移位椎间盘组织尚与原椎间盘组织相连，其基底连续部直径大于超出椎间隙的移位椎间盘部分。

(4)椎间盘脱出(extruded)。移位椎间盘组织的直径大于基底连续部，并移向椎间隙之外。脱出的椎间盘组织块大于破裂的椎间盘间隙，并通过此裂隙位于椎管内。(图 9)

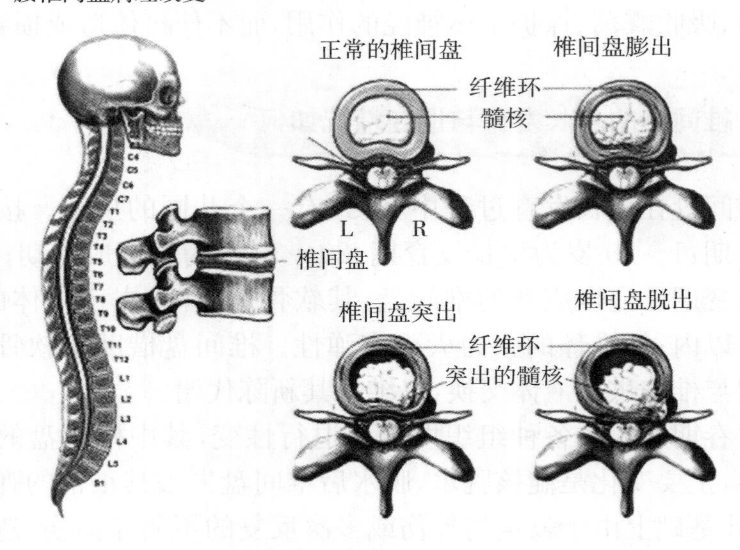

图 9　椎间盘的病理改变

根据突出的方向分类：

(1)椎体内突出(又称纵向突出)。仅觉腰背部疼痛，无神经根受压症状。造成椎体内突出的原因有两种：一是髓核内压力增高；二是软骨板或椎体因受损伤或疾病而变薄弱，使髓核有穿过软骨板凸入椎体内的可能。一旦发生椎体内突出，髓核即在椎体内占据一定的位置。此类突出的发生率，据许莫对 3 000 具尸体检验结果统计，发现此种改变者占 38%。故后人有把椎体内突出称为许莫结节。

(2)椎体外突出。即椎间盘的纤维环破裂，髓核向外膨出。由于椎间盘和后纵韧带(下腰段)在解剖学上的弱点，髓核易从椎体后缘、后纵韧带两侧向椎管内突出，压迫脊神经根，产生临床症状。形成这种改变的因素，常是纤维环先有退变，而髓核的张力正常加上某种外在因素造成的损伤，肌肉和韧带的紧张，使髓核从裂隙处向椎体外突出。这种改变多发生于负重及活动量较大的腰$_{4\sim5}$和腰$_{5}$～骶$_{1}$椎体之间，腰$_{3\sim4}$椎体之间较少见。

根据椎间盘突出的病理及临床表现可分为三种类型：

(1)幼弱型(又可称隐藏型)。为纤维环不完全破裂，仅纤维环的内层破裂，外层尚保持完整。纤维破裂的软弱部，可因椎体之间压力的排挤作用，使髓核及纤维环组织向软弱部的外围膨出。纤维环破裂严重，椎间隙压力大，外界阻力小，突出物就大；反之，纤维环损害轻，椎间隙压力小，外界阻力大，则突出物必然缩小，甚至消失。因突出物大小不一，其症状可轻可重。

(2)成熟型。即纤维环完全破裂，髓核自断端向外移出。若突出物上被一薄膜，而与邻近组织隔绝，可不发生粘连；若突出物表现无被膜，则可与邻近组织形成粘连。其临床症状为持续性的，而且逐渐加重。也有突出物以蒂相连，游离于椎管内神经根之前内侧或外侧，可造成脊柱侧弯时左或右的变换。有时破裂的纤维环组织大块向后突出，排挤或穿破后纵韧带，压迫马尾神经根的前侧，成为中央型椎间盘突出症，出现鞍区麻木，双侧坐骨神经痛与大、小便的功能障碍等。

(3)移行型。介乎前两型之间，纤维环接近完全破裂，如继续发展，纤维环可完全破裂。

腰部是脊柱和运动系统的重要组成部分。是由许多骨、关节、椎间盘、韧带、肌肉、筋膜和神经等组织构成。腰部运动灵活，能适应日常工作和生活的各种要求，但也会因上述各种组织器官的器质性改变，或附近脏器的疾病而引起疼痛。

腰椎篇

1 腰椎间盘的结构如何

腰椎间盘位于两个椎体之间，是一个具有流体力学特性的结构，由髓核、纤维环和软骨板三部分构成，其中髓核为中央部分，纤维环为周围部分，包绕髓核，软骨板为上、下部分，直接与椎体骨组织相连，整个腰椎间盘的厚度为8～10毫米。

髓核为一黏性透明胶状物质，占椎间盘横断面的50%～60%。在儿童时期髓核与纤维环分界明显，但进入老年时期髓核水分减少，胶原增粗，纤维环与髓核分界不明显，被包绕在纤维环中通过形变将椎体传来的压力放射状散开。在腰椎运动时起类似轴承的作用。正常人的高度一日之内有变化，这与髓核的水分的改变有关。晚间较晨起时矮1.5～2.4厘米，在老年人变化较少。

此外，髓核在椎体与软骨终板之间起液体交换作用，其内含物中的液体可借渗透压扩散至椎体，髓核的营养依靠软骨终板渗透，后者与海绵质骨密切相连，椎体的海绵质骨有丰富的血供，与软骨终板之间无间质骨相隔，压力的改变可使椎体内的液体进行交换。

纤维环分为外、中、内三层，外层由胶原纤维带组成，内层由纤维软骨带组成，纤维环的前侧部分和两侧部分最后，几乎等于后侧部分的2倍，后侧部分最薄，但一般也有1～2层纤维，纤维环斜行紧密分层排列，包围髓核，构成椎间盘的外围部分，像一盘旋的弹簧，使上、下椎体相互连接，并保持髓核的液体成分，维持髓核的位置和形状。纤维环可能因为长期姿势不当或外部冲击造成松动，一旦纤维环松动，髓核就发生移位刺激神经，这就成为通常所说的腰椎间盘突出症。软骨板为透明的无血管的软骨组织，在椎体上、下各有一个，其平均厚度为1毫米，在中心区更薄，呈半透明状，位于骨后环之内。软骨板内无神经组织，因此当软骨板损伤后，既不产生疼痛症状，也不能自行修复。椎体上、下无血管的软骨板如同膝、髋关节软骨一样，可以承受压力，起保护椎骨，缓冲压力，连接椎体和椎间盘之间的营养交换的作用。在幼儿时是椎体骨质的生长区域。

2 腰椎间盘有什么功能

在脊柱承受躯干重量、联系肢体、保持整个身体正常的生理姿势、进行躯干的各种运动时，腰椎间盘发挥着特殊的功能。具体的功能作用有：

(1)椎间盘连接上、下两个椎体，并使椎体间有一定的活动度。

(2)椎间盘是脊柱吸收震荡的主要结构，起着弹性垫的作用。当我们由高处坠落或肩、背、腰部突然受力时，通过力的传导与自身变形可缓冲压力，起到保护脊髓及机体重要器官的作用。

(3)椎间盘可以维持脊柱的生理曲度，不同部位的椎间盘厚度不一，腰椎间盘其前方厚，后方薄，在胸椎则前方薄，后方厚，使脊柱出现腰椎向前凸，胸椎向后凸的生理曲线。

(4)椎间盘可以使椎体表面承受相同的力，当椎体间有一定的倾斜度时，通过髓核半液态的成分分解压力，使整个椎间盘承受相同的压力。

(5)由于弹性结构特别是髓核具有一定的可塑性，在压力作用下可发生形变，使加于其上的力可以平均向纤维环及软骨板的各个方向传递。

(6)椎间盘可以维持侧方关节突一定的距离与高度，保持椎间孔的大小，使神经根有足够的空间通过椎间孔，保持脊柱的高度，维持身高，随着椎体的发育，椎间盘增高，以此增加了脊柱的高度。

腰椎由于有前屈、后伸、侧弯及旋转等各种形式的运动，所以它所承受的负荷可因运动方向的不同、活动姿势的不同、负荷重量的不同，而受到不同程度的张力、压力和剪力。一般是在纤维环的凸侧承受最大的张力，在凹侧承受最大的压力，在腰椎旋转时则产生剪力，在伸直膝关节、向前弯腰并负重时，椎间盘的负荷最大，仰卧位时椎间盘的负荷最小。不过即使在肌肉放松的平卧体位，腰部髓核的压力也在 12 千克以上，而在剧烈活动或搬取重物时，可达数百千克。

3 什么是腰椎间盘突出症

腰椎间盘突出症是腰椎间盘各部分（髓核、纤维环及软骨板）在不同程度退行性病变后，因某种原因导致纤维环部分或完全破裂，连同髓核一并向外膨出、突出、脱出，髓核从破裂处突出而致相邻部位受刺激或压迫，从而使腰、腿产生一系列疼痛、麻木、酸胀等神经症状。本病主要由于椎间盘本身发生退行性变，加上某种外因如外伤、慢性劳损以及感受寒湿等因素综合作用所致。是临床上常见的腰部疾病之一。

主要表现为腰痛及下肢放射性神经痛，或呈轻微钝痛，或呈急骤锐利的刺痛样，休息后可缓解，活动时加重，弯腰、下蹲、举物、咳嗽、喷嚏及大便用力均可加重。并可见感觉及运动异常，患者常有主观麻木感，局限于小腿外侧、足背、足跟或足趾。本病多发于 20～40 岁，而且男性多于女性。发病部位以腰$_{4\sim5}$椎间最多，腰$_{5}$～骶$_{1}$ 次之，腰$_{3\sim4}$较少。其发病史与性别、年龄、职业特点、外伤史及受寒凉史多有关联。

本病属于中医“痹症”、“腰腿痛”和“闪腰岔气”等病范畴。

4 腰椎间盘突出症的病因是什么

腰椎间盘突出的发生可归纳为内在、外在两个因素共同作用的结果。内在因素主要为腰椎间盘本身的退变。外在因素主要是外伤、劳损等。其主要的病理变化是纤维环的破裂和髓核突出产生的刺激和压迫。

（1）基本病因：腰椎间盘的退行性改变是基本因素。

1)髓核的退变主要表现为含水量的降低，并可因失水引起椎节失稳、松动等小范围的病理改变；纤维环的退变主要表现为坚韧程度的降低。

2)椎间盘自身解剖因素的弱点。

椎间盘在成年之后逐渐缺乏血液循环，修复能力差。在上述因素作用的基础上，某种可导致椎间盘所承受压力突然升高的诱发因素，即可能使弹性较差的髓核穿过已变得不太坚韧的纤维环，造成髓核突出。

(2)诱发因素：在椎间盘退行性变的基础上，某种可诱发椎间隙压力突然升高的因素可致髓核突出。常见的诱发因素有增加腹压、腰姿不正、突然负重、妊娠、受寒和受潮等。

1)腹压增高。腹压与腰椎间盘突出有一定的关系，有时在剧烈咳嗽、便秘时用力排便发生，用力屏气时也可发生髓核突出。

2)腰姿不当。当腰部处于屈曲位时，如突然加以旋转则易诱发髓核突出。

3)突然负重。在未有充分准备时，突然使腰部负荷增加，尤其在快速弯腰、侧屈或旋转时，易引起纤维环的破裂，髓核突出。

4)腰部外伤。急性外伤时可波及纤维环、软骨板等结构，而促使已退变的髓核突出。

5)遗传因素。腰椎间盘突出症有家族性发病的报道，有色人种本症发病率低。

6)腰骶先天异常。包括腰椎骶化、骶椎腰化、半椎体畸形、小关节畸形和关节突不对称等。

7)职业因素。如汽车驾驶员长期处于坐位和颠簸状态，易诱发椎间盘突出。

8)寒冷、潮湿等刺激。

9)妊娠与肥胖等。

上述因素可使腰椎承受的应力发生改变，从而构成椎间盘内压升高和易发生退变及损伤。

5 腰椎间盘突出症好发于哪些人群

腰椎间盘突出症具有一定的好发趋向，具体来说，好发于以下人群：

(1) 职业。腰椎间盘突出症可见于各行各业，体力劳动者和脑力劳动者的发病率无明显差别。重体力劳动者的发病率比轻体力劳动者高，纯脑力劳动者比轻体力、脑体力混合型的劳动者高。

(2)年龄。本病一般发生在20～40岁的青壮年，男性比女性要多些，约占整个发病人数的75%。

(3)体型。一般过于肥胖的或过于瘦弱的人易致腰椎间盘突出症。

(4)工作环境。寒冷潮湿的工作、生活环境易导致腰椎间盘突出症。

(5)遗传。家族中有过腰椎间盘突出症的人，发病率比家族中没有疾病的人发病率高几倍。

(6)发育方面。有发育异常的患者，如腰椎骶化、骶椎腰化、骶椎裂、椎弓崩解等，都会影响到腰椎的正常功能，给腰部肌群增加额外的负荷，易诱发腰椎间盘突出症。

(7)身体素质。在临床实践中能发现这样一个规律，患腰椎间盘突出症的人有的平时身体素质比较好，在这些患者中很少有人同时患有高血压、冠心病、糖尿病等常见病。

6 腰椎间盘突出症好发于哪些部位

从整体上讲，腰椎间盘突出可发生在腰椎的各个节段，但从解剖因素和生物力学的角度上分析，腰椎间盘突出的位置有一定集中趋向。

从解剖方面看，后纵韧带由上至下宽度逐渐减少，到达腰$_{4\sim5}$及腰$_5$～骶$_1$时，宽度减少至只有上部宽度的一半。从生物力学的角度看，腰$_{4\sim5}$及腰$_5$～骶$_1$承受的压力最大(承担身体重量的60%左右)，活动度最大。因此，下腰部的腰$_{4\sim5}$、腰$_5$～骶$_1$ 是最易遭受损伤、劳损的部位。以上两个方面说明，临床上以腰$_{4\sim5}$、腰$_5$～骶$_1$ 为腰椎间盘最易突出的部位，在这两个部位中，以腰$_{4\sim5}$ 最为常见，腰$_5$～骶$_1$ 次之，前者占总数的60%左右。

此外，腰椎间盘突出容易发生在左侧，其主要原因可能是较多的人为右侧用力，在运动和体力劳动时，由于右手用力者的右侧腰背部肌肉紧张力较强，椎间盘相应在右侧所受的压力较大，因此，挤压的力量传导至左侧，可使左侧纤维环撕裂，并将髓核挤至左侧而造成突出。

7 腰椎间盘突出症的主要症状有哪些

腰腿痛、麻木，特别是在行走时最为明显。

(1)腰痛。95%以上的腰椎间盘突(脱)出症患者有此症状，包括椎体型者在内。腰痛的症状可在较明确的扭伤或外伤后出现，也可在无明显诱因的情况下出现。腰部疼痛的范围较广泛，但主要表现在下腰部及腰骶部，以持续性的钝痛最为常见。平卧位时疼痛可减轻，久站后疼痛加剧。疼痛的主要原因为椎间盘突出后刺激了邻近组织的神经纤维。此外，还有一种疼痛发生急骤，呈痉挛样剧痛，并造成腰部活动明显受限，严重影响生活和工作。这种疼痛往往发生在髓核大部分突出，突然压迫神经根，使根部血管同时受压而造成缺血性的炎性疼痛，所以疼痛较为严重。

(2)下肢放射痛。80%以上病例出现此症，其中后型者可达95%以上。下肢放射痛可在腰痛发生前出现，也可在腰痛出现的同时发生，或在腰痛发生后产生。疼痛主要沿臀部、大腿及小腿后侧至足跟或足背，呈放射性刺痛，严重者可呈电击样疼痛。为了减轻疼痛，患者往往采取屈腰、屈髋、屈膝的姿势。下肢放射痛一般多发生于一侧下肢，即髓核突出的一侧，但少数中央型突出者则可能产生双下肢疼痛的症状。下肢疼痛的原因主要是髓核突出对脊神经根的炎性或机械性的刺激与压迫，反射性地引起坐骨神经疼痛。

(3)肢体麻木。多与疼痛伴发，单纯表现为麻木而无疼痛者仅占

5%左右。此主要是脊神经根内的本体感觉和触觉纤维受刺激之故。其范围与部位取决于受累神经根序列数。

(4)肢体冷感。有少数病例(5%～10%)自觉肢体发冷、发凉,主要是由于椎管内的交感神经纤维受刺激之故。临床上常可发现手术后当天患者主诉肢体发热的病例,与此为同一机制。

(5)间歇性跛行。其产生机制及临床表现与腰椎椎管狭窄者相似,主要原因是在髓核突出的情况下,可出现继发性腰椎椎管狭窄症的病理和生理学基础;对于伴有先天性发育性椎管矢状径狭小者,脱出的髓核更加重了椎管的狭窄程度,以致易诱发本症状。

(6)肌肉麻痹。因腰椎间盘突(脱)出症造成瘫痪者十分罕见,而多系因根性受损致使所支配肌肉出现程度不同的麻痹症。轻者肌力减弱,重者该肌失去功能。临床上以腰$_5$脊神经所支配的胫前肌、腓骨长短肌、趾长伸肌及踇长伸肌等受累引起的足下垂症为多见,其次为股四头肌(腰$_{3\sim4}$脊神经支配)和腓肠肌(骶$_1$脊神经支配)等。

(7)马尾神经症状。主要见于后中央型及中央旁型的髓核突(脱)出症者,因此临床上少见。其主要表现为会阴部麻木、刺痛,排便及排尿障碍,阳痿(男性),以及双下肢坐骨神经受累症状。严重者可出现大、小便失控及双下肢不完全性瘫痪等症状。

(8)下腹部痛或大腿前侧痛。在高位腰椎间盘突出症,当腰$_{2\sim4}$神经根受累时,则出现神经根支配区的下腹部腹股沟区或大腿前内侧疼痛。另外,尚有部分低位腰椎间盘突出症患者也可出现腹股沟区或大腿前内侧疼痛。有腰$_{3\sim4}$椎间盘突出者,有1/3的有腹股沟区或大腿前内侧疼痛。其在腰$_{4\sim5}$与腰$_5$～骶$_1$间隙椎间盘突出者的出现率基本相等。此种疼痛多为牵涉痛。

(9)患肢皮温较低。与肢体冷感相似,亦因患肢疼痛,反射性地引起交感神经性血管收缩。或是由于激惹了椎旁的交感神经纤维,引发坐骨神经痛并小腿及足趾皮温降低,尤以足趾为著。此种皮温减低的现象,在骶$_1$神经根受压者较腰$_5$神经根受压者更为明显。反之,髓核摘除术后,肢体即出现发热感。

(10)其他。视受压脊神经根的部位与受压程度、邻近组织的受累范围及其他因素不同,尚可能出现某些少见的症状,如肢体多汗、肿胀、骶尾部痛及膝部放射痛等多种症状。

8 腰椎间盘突出症常伴有的下肢症状是什么

腰椎间盘突出症的临床表现中，患者往往出现下肢症状，在民间也有“腰腿疼”、“老寒腿”等俗称。下肢的主要症状是放射性疼痛、麻木感、肢体发凉、感觉减退、肌肉力量减弱、间歇性跛行等。这些症状可以在腰痛发生的同时，或前或后产生，可以一个或几个症状同时并存，有时甚至可以双下肢都有症状。总的来说，产生下肢症状的原因主要与腰椎的解剖特点有关。腰椎的椎管内有脊髓、马尾等神经组织通过，并通过椎间孔分出脊神经支，而支配下肢运动、感觉等方面的神经基本上由腰部的脊神经发出。因此，腰椎间盘突出症患者常常伴有下肢的症状。

9 怎么能够发现自己患了腰椎间盘突出症

腰椎间盘突出症作为一种独立疾病，有一定的特殊性，患者有时只要稍加注意，就可发现自己是否可能患有腰椎间盘突出症，及时去医院明确诊断和治疗是很有益的。

患者在经历上述的突然闪腰、扭伤或举搬重物等诱发因素后，出现腰痛、下肢串麻、疼痛等一系列症状时，就应从下面几个方面去自我观察和检查，以判断自己是否患有腰椎间盘突出症。

(1)在急性扭伤后，是否有跛行，一手扶腰或患侧下肢怕负重而呈一跳一跳的步态，或者喜欢身体前倾，而臀部凸向一侧的姿势。

(2)腰椎是否因为试图避免疼痛而向一侧弯曲，偏弯后在一定程度上可缓解疼痛。

(3)轻轻咳嗽一声或数声，尝试腰痛症状是否加重。

(4)仰卧位休息后，如果疼痛仍不能缓解，可尝试在侧卧位、弯腰、屈髋、屈膝时疼痛症状是否缓解。

(5)俯卧位，自行或旁人用手轻轻触后腰部腰椎正中及两侧，检查是否有明确的压痛。

(6)仰卧位,患侧膝关节伸直,并将患肢抬高,观察是否因疼痛而使其高度受到限制。

这些方法患者可选择几项进行,一般如有几项符合都应该疑有腰椎间盘突出的可能,应到医院进一步检查证实。

10 腰椎间盘突出症临床怎样分型

(1)根据突出位置分型。

1)中央型。髓核突出位于后方正中央,较大时压迫两侧神经根和马尾神经,引起双下肢及大、小便功能障碍。突出较局限者仅压迫马尾神经引起大、小便功能障碍和鞍区感觉障碍。

2)旁中央型。髓核突出位于椎间盘后方中央偏于一侧,压迫一侧神经根及马尾神经。

3)旁侧型。髓核突出位于椎间盘后外侧,仅压迫该侧神经根引起根性放射性疼痛。多数为单侧突出,也有少数双侧突出。

4)极外侧型。少数(约占3%)髓核突出位于椎间孔内(椎间孔内型)或位于椎间孔外侧(椎间孔外型),压迫椎间孔内的神经根或已出椎间孔的脊神经引起一侧腿部症状。但受累的神经根或脊神经比上述各型突出所压迫的神经根高一节段。

(2)旁侧型突出分型根据髓核突出顶点与神经根位置关系分型。

1)根肩型。髓核突出位于神经根的前外侧(肩部),将神经根压向后内方,引起根性放散痛。腰椎多向健侧侧弯,以减轻压迫,健侧椎旁肌产生保护性痉挛。

2)根腋型。髓核突出位于神经根的前内方(腋部),将神经根压向后外方,引起根性放散痛。腰椎多向患侧侧弯,以减轻压迫,患侧椎旁肌产生保护性痉挛。

3)根前型。髓核突出位于神经根的前方,将神经根向后挤压,引起根性放射痛。腰椎生理前凸消失,前屈后伸活动受限,多无侧弯。少数情况下,神经根可左右滑动,引起交替性侧弯。

(3)按髓核突出的程度分型。

1)隆起型。纤维环部分破裂,表层完整,因局部薄弱髓核突出。

突出物多呈半球形隆起，表面光滑完整。

2)破裂型。纤维环完全破裂，髓核碎块由裂口突出，突出物多不规则，有时呈菜花状。

3)游离型。纤维环完全破裂，髓核碎块由破裂口脱出，游离于后纵韧带之下或穿过该韧带进入椎管，也可向头或尾侧移位达椎体平面或相邻的椎间盘平面。个别病例髓核碎块破入硬膜囊引起马尾神经严重损害。

(4)根据椎间盘突出是否可还纳分型。突出物可自行还纳或经非手术治疗还纳，症状缓解，属可逆性椎间盘突出，如隆起型突出。突出物不能还纳，属不可逆性突出，非手术治疗无效，如游离型突出，突出物纤维化、钙化或与周围组织粘连等。

11 腰椎间盘突出症的临床检查体征有哪些

(1)一般体征。

1)腰椎侧凸。是一种为减轻疼痛的姿势性代偿畸形。视髓核突出的部位与神经根之间的关系不同而表现为脊柱弯向健侧或弯向患侧。如髓核突出的部位位于脊神经根内侧，因脊柱向患侧弯曲可使脊神经根的张力减低，所以腰椎弯向患侧；反之，如突出物位于脊神经根外侧，则腰椎多向健侧弯曲。

2)腰部活动受限。大部分患者都有不同程度的腰部活动受限，急性期尤为明显，其中以前屈受限最明显，因为前屈位时可进一步促使髓核向后移位，并增加对受压神经根的牵拉。

3)压痛、叩痛及骶棘肌痉挛。压痛及叩痛的部位基本上与病变的椎间隙相一致，80%～90%的病例呈阳性。叩痛以棘突处为明显，系叩击振动病变部所致。压痛点主要位于椎旁1厘米处，可出现沿坐骨神经放射痛。约1/3患者有腰部骶棘肌痉挛。

(2)体格检查。通过认真细致的查体可发现很多体征，对影像学检查部位的确定、诊断和鉴别诊断十分重要。为便于临床掌握，减少患者痛苦，应先立位检查，再行仰卧位和俯卧位检查。先行无痛检查，最后行诱发疼痛的检查。

1)立位检查。

步态:较重的患者常有跛行,严重者扶拐或不能站立和行走。伴有腰椎管狭窄者有间歇跛行。

2)腰部畸形和活动范围受限。腰部畸形包括生理前凸变小、消失、后凸或侧弯。活动受限程度不同,随不同方向而异,腰部活动有时可使腿痛加重。

3)腰部压痛点检查。立体时更易查出腰部的压痛点,较卧位准确。

(2)仰卧位检查。

1)下肢神经功能(肌力、感觉、反射)检查。应先进行神经功能检查,后进行诱发疼痛的检查项目,以免影响其准确性和延长检查时间。受累神经根所支配的肌肉力量减弱、肌肉萎缩。感觉过敏、减弱或消失,反射减弱或消失。从神经根受累,常有胫前肌、踇伸肌及第2趾伸肌肌力减弱,严重者有足下垂,疼痛放射区感觉减弱,膝反射和踝反射改变不明显。骶$_1$神经根受累,可有第3、第4、第5趾伸肌力减弱或足跖屈肌力减弱,疼痛放射区感觉减退和踝反射减弱或消失。腰$_4$神经根受损害,可发现股四头肌萎缩和肌力减弱,疼痛放散区感觉减退,膝反射减弱或消失。马尾神经受累可有会阴部感觉减退或消失。

2)坐骨神经牵拉试验。坐骨神经由腰$_4$～骶$_3$脊神经组成。当腿伸直并抬高时,神经根受到牵拉向下移动,正常情况下无不适。当椎间盘突出时,牵拉加重神经根的刺激和压迫,产生根性放射痛。具体检查方法如下:a. 直腿抬高试验(Lasegue 征),直腿抬高受限并出现小腿以下的放射痛为阳性,该项检查阳性率高,对诊断意义大。b. 直腿抬高加强试验(Bragard 征),在直腿抬高的基础上将踝关节用力被动背伸,诱发或加重根性放射痛为阳性。c. 屈髋伸膝试验(Kernig 征),屈髋屈膝 90°,将膝逐渐伸直,出现根性放射痛为阳性。d. 健腿抬高试验,有时健腿直腿抬高时患侧神经根也可受到向下和向健侧牵拉产生根性放射痛。e. 具有鉴别意义的体征,检查上述体征时应同时检查患侧下肢的屈髋屈膝试验和“4”字试验,与髋关节和骶髂关节疾病相鉴别。

3)增加腰椎管内压力的试验。a. 颈静脉压迫试验，用手压迫一侧或两侧颈静脉 1～3 分钟使静脉回流受阻腰椎管内脑脊液压力升高，出现腰痛和根性放射痛为阳性。b. 挺腹试验，以枕部、双肘和双足跟为着力点，用力挺腹抬臀，使腹压和椎管内压力升高，出现根性放射痛为阳性。

(3)俯卧位检查。

1)腰部压痛点检查。腰椎间盘突出时，相对应的棘突间旁侧有局限性压痛点，并伴有根性放射痛。此体征对诊断、定位诊断和鉴别诊断均有重要意义。

2)股神经牵拉试验。在髋和膝关节伸直位被动抬腿过伸髋关节，牵拉股神经，出现股前部放射痛为阳性。腰$_{2\sim3}$和腰$_{3\sim4}$椎间盘突出时多呈阳性。

(4)神经系统表现。

1)感觉障碍。视受累脊神经根的部位不同而出现该神经支配区感觉异常。阳性率达 80%以上。早期多表现为皮肤感觉过敏，渐而出现麻木、刺痛及感觉减退。因受累神经根以单节单侧为多，故感觉障碍范围较小；但如果马尾神经受累(中央型及中央旁型者)，则感觉障碍范围较广泛。

2)肌力下降。70%～75%患者出现肌力下降，腰$_5$ 神经根受累时，踝及趾背伸力下降，骶$_1$ 神经根受累时，趾及足跖屈力下降。

3)反射改变。亦为本病易发生的典型体征之一。腰$_4$ 神经根受累时，可出现膝跳反射障碍，早期表现为活跃，之后迅速变为反射减退，腰$_5$ 神经根受损时对反射多无影响。骶$_1$ 神经根受累时则跟腱反射障碍。反射改变对受累神经的定位意义较大。

12 腰椎间盘突出症影像学检查有何表现

(1)X 线片。一般需常规拍腰椎正位和侧位 X 线片，疑有腰椎弓峡部不连者，还需拍腰椎左、右斜位片。在腰椎 X 线片上，部分腰椎间盘突出症的患者可无异常变化，部分患者可有一些非特异性变化。因此，不能依靠 X 线平片作为确诊腰椎间盘突出症的依据，但可借助

X线片排除一些脊椎骨性疾患，如结核、肿瘤、脊椎滑脱等。如能对X线片的变化，结合临床表现仔细分析，对腰椎间盘突出症的诊断及定位则有较大参考价值。X线片可有以下各种异常改变：

1)脊柱腰段外形改变。正位片可见有侧弯畸形，其侧弯方向视髓核突出位置与神经根的关系而定，弯度最凸点往往与突出间隙一致。侧位片可见腰椎生理前凸减小或消失，严重者甚至后凸，其变化以突出间隙上下相邻的两个椎体表现最为明显。

2)椎间隙宽度改变。正常情况下正位片显示椎间隙左右宽度一致，侧位片显示前宽后窄。患腰椎间盘突出症患者的正位片可显示椎间隙左右侧宽度不一致；侧位片可见前窄后宽或前后宽度一致，上、下椎体前缘有时可见微小移位，称"假性滑脱"。有的患者显示椎间隙变窄，多为椎间盘明显退行性变，或纤维环完全破裂大块纤维环髓核组织脱出所致。

椎体前、椎体后上、下缘骨质增生，呈唇样突出，往往与椎间隙变窄同时存在。

椎间盘纤维环或突出物钙化，较少见。

小关节突增生、肥大、硬化，脊椎假性滑脱(退行性滑脱)等，均可为椎间盘退变或突出的继发性变化。

(2)电子计算机X线体层扫描(CT)。应用CT检查脊柱与椎管内病变逐渐普及，高分辨率的CT检查图像，可清楚地显示椎间盘突出的部位、大小、形态和神经根、硬脊膜囊受压移位的形象，同时可显示椎板及黄韧带肥厚、小关节增生肥大、椎管及侧隐窝狭窄等情况。在CT图像上椎间盘突出表现为向椎管内呈丘状突起，或为软组织肿块影(如突出钙化，则可显示异常钙化影)，以及神经根鞘和硬膜囊受突出物挤压移位等。CT对椎间盘突出诊断准确率为80%～92%。CT检查对患者的照射剂量小，可列为基本无害的诊断手段。临床上根据详细病史、体征及普通X线片，在大多数患者可以做出确诊和定位。应强调CT检查必须结合临床进行判断，才能提高诊断的准确性。单纯CT检查并不完全可靠。低分辨率CT图像对软组织结构显示不满意，对椎间盘突出诊断意义不大。脊髓造影后CT检查(CTM)诊断准确率较高。

（3）磁共振显像检查（MRI）。MRI是一种无创性新检查技术，可行三维显像，在脊柱脊髓疾病诊断方面有很大优越性。可显示腰椎间盘退变时信号减弱，椎间盘突出的隆起型、破裂型和游离型，以及进入椎管髓核碎块移动后的位置。明确显示硬膜受压的部位和程度，尤其是全脊髓MRI检查可一次检查显示多节段病变，如颈腰综合征、颈胸腰综合征或胸腰综合征，包括椎间盘突出和椎管狭窄等。MRI检查在鉴别诊断方面有重要作用。MRI对骨皮质、钙化或骨化组织呈低信号，多显示不满意。对椎间盘突出伴有的侧隐窝狭窄诊断阳性率和准确率低，需与CT扫描结合应用。

（4）造影检查。造影检查属侵入性检查，不应将造影列为常规检查。只有对少数疑难病例，如疑有椎管内肿瘤或椎管狭窄等情况时，才慎重考虑采用造影检查。因为目前所应用的造影剂和造影方法可引起的并发症较多，有时甚至可造成严重后果，且造影检查的准确率一般只为70%～90%。造影阴性也不能排除椎间盘突出。

造影方法有脊髓造影、椎间盘造影、硬膜外造影、椎静脉造影和腰骶神经根造影等。目前以脊髓造影应用较多，其他造影方法因缺点较多，故很少应用。

水溶性碘剂脊髓造影的异常形态包括：硬膜囊压迫征象，表现为弧形压迹、造影剂密度减低或中断；神经根压迫征象，表现为神经根鞘袖不显影，或密度减低，或变短，或中断，或扭曲移位和神经根增粗等。观察神经根异常要左右对比，并注意在正位片和斜位片上有无同样改变。硬膜囊压迫征象和神经根鞘袖压迫征象二者可同时出现，也可单独出现。单独神经根鞘袖受压多见于偏外侧型突出，硬膜囊和神经根鞘袖同时受压多见于较大的旁侧型突出或旁中央型突出。脊髓造影常不能显示极外侧型突出。

（5）其他检查。包括电生理检查（如肌电图、感觉诱发电位和运动诱发电位）、超声图检查、腰椎穿刺和脑脊液检查等。多用于鉴别诊断，其准确性尚待提高。

13 腰椎间盘突出症如何诊断

依据详细准确的病史询问和检查、腰椎 X 线片及定位准确和高分辨率 CT 扫描，常见的典型腰椎间盘突出症诊断不困难，但应尽早确定椎间盘突出的三维定位、类型及同时存在的脊柱疾患，这有助于治疗方法的选择和提高效果。应注意与其他疾病鉴别，包括腰肌、腰骶或骶髂劳损、骨质疏松症、腰椎结核、椎管内肿瘤、骶骨肿瘤、髋关节疾病及强直性脊柱炎等。

(1)腰$_{4\sim5}$椎间盘旁侧型突出一般为腰$_5$神经根受压表现。多数出现腰痛和一侧下肢坐骨神经痛，放射至小腿前外侧或足。腰$_4$、腰$_5$棘突间旁侧有明显压痛点，同时放射至小腿或足。伸踇肌力减弱。小腿前外侧及足背感觉减退。膝反射和跟腱反射一般无改变，或后者稍减弱。直腿抬高试验阳性。

(2)腰$_5$～骶$_1$椎间盘旁侧型突出一般为骶$_1$神经根受压表现。多数出现腰痛和一侧坐骨神经痛，放射至小腿后外侧、足跟或足外侧。腰$_5$～骶$_1$棘突间旁侧有明显压痛点，同时放射至小腿后外、足跟或足外侧。伸趾肌力减退。小腿后外侧、足跟或足外侧部感觉减退或消失。跟腱反射减弱或消失。直腿抬高试验阳性。

(3)腰$_{3\sim4}$椎间盘旁侧型突出及其以上的腰椎间盘突出较少见。因受压的是组成股神经的神经根，故在临床上不像低位腰椎间盘突出那样出现典型的坐骨神经痛，如不注意常会误诊或漏诊。腰$_{3\sim4}$椎间盘突出一般压迫腰$_4$神经根，腰腿痛放射至大腿前外侧或小腿前内侧。腰$_{3\sim4}$棘突间旁侧有压痛点，并向大腿前外侧或小腿前内侧放射。股四头肌肌力可减弱。小腿前内侧感觉减退或消失。膝反射减弱或消失。股神经牵拉试验阳性。高位腰椎间盘突出症状常较重，一侧或双侧下肢截瘫比例很高。

旁侧型椎间盘突出多为单侧性，仅患侧出现神经根损害的症状和体征。少数可为两侧性，即在后纵韧带两侧突出。在双侧旁侧型病例中，出现两侧神经根损害的症状与体征，但无马尾神经损害，这类患者常系一侧重而另一侧较轻，或两侧症状交替出现。在手术处理时，选择症状重的一侧显露及处理，即可解除两侧的症状。

(4)中央型腰椎间盘突出。椎间盘从后正中向椎管内突出，除压迫附近的神经根外，还同时压迫马尾神经。患者有腰痛和双下肢根性放射痛，对下肢肌力和感觉有广泛影响，同时有鞍区感觉减退或消失，以及大、小便功能障碍。男性患者可出现性功能障碍。偏中央型突出者，表现一侧症状重，另一侧症状较轻；症状也可局限于一侧下肢和一侧鞍区，大、小便功能障碍较轻。

(5)椎间盘纤维环完全破裂、髓核碎块脱入椎管，即破裂型和游离型突出。椎间盘突出从隆起型变为破裂型或游离型，常有一个变化过程。病史中有时患者诉说，由于某种原因，如腰部突然用力或扭伤，或经手法治疗后，症状突然加剧，或变为持续性剧痛，休息和任何体位均不能缓解；或麻木区扩大，瘫痪加重；或由原来一侧下肢变为两侧下肢都痛麻无力，以及鞍区麻木和排大、小便功能障碍，严重者甚至发展为截瘫。这些病情变化，多因椎间盘纤维环突然完全破裂，髓核碎块脱入椎管，甚至大块的纤维环和髓核碎块游离进入椎管。这些碎块或聚积在后纵韧带下，或进入硬膜外间隙，或破入硬膜囊内，使神经根和马尾神经受严重、广泛的压迫。对此类型突出者，应紧急手术处理，尽早解除神经根和马尾神经的压迫。如处理过晚，神经功能将难以恢复。

(6)复杂和少见腰椎间盘突出症。

1)腰椎间盘突出症伴有腰椎管狭窄症。腰椎管狭窄症系椎管骨性或纤维性狭窄压迫马尾或神经根引起症状。多数为退变性狭窄，少数为先天性或发育性狭窄。症状和体征轻重不一，轻者仅有间歇性跛行，体征很少，重者马尾神经和神经根损害严重，下肢麻木、无力、肌肉萎缩和大、小便功能障碍。腰椎管狭窄症可单独存在，但多数是与腰椎间盘突出症合并存在，并有二者的症状和体征，再加X线片和CT片观察和测量可明确诊断，少数患者需做MRI或脊髓造影检查。

2)腰椎间盘突出症伴有腰椎滑脱症。腰椎滑脱症系相邻腰椎相对滑动和移位压迫神经根或马尾神经引起的症状。常见原因为椎弓峡部断裂后滑脱(真性滑脱)和椎间组织退变松弛滑脱(假性滑脱)。

症状轻者仅有腰痛，较重者与椎管狭窄症相似，伴有椎间盘突出者具有二者的症状和体征。腰椎侧位片和CT扫描定位片可显示滑脱的程度，斜位片可明确峡部裂的诊断。MRI或脊髓造影可显示神经组织受压程度。

3)高位腰椎间盘突出症。系指腰$_{3\sim4}$及以上的腰椎间盘突出，约占总数的3%。与下腰椎相比，上腰椎椎间盘和椎体较小，硬膜外间隙小，椎管也较小，但硬膜内神经组织较多，神经根较短且横行。中央型和旁中央型突出、多间隙突出、髓核破入椎管和合并腰椎管狭窄者比例较高，以致受累的神经组织多、程度重，症状和体征广泛和严重。但定位体征少，股神经牵拉试验和膝反射改变多明显，CT扫描及常规扫描下腰椎，易造成漏诊。对神经损害表现范围大、程度重的患者，应扩大CT检查范围，包括上腰椎，多可确诊，必要时做MRI或脊髓造影检查。

4)腰椎软骨板破裂症。腰椎软骨板后部破裂，软骨板和髓核向后移位，引起腰椎管狭窄和椎间盘突出，称为腰椎软骨板破裂症。好发部位与椎间盘突出一致，多有较重外伤史。青少年时期软骨板易破裂，引起腰痛，短时间休息症状减轻或消失，多年后软骨板骨化、椎间盘退变突出，症状加重。腰椎X线片可显示软骨板后部凹陷、密度变低或硬化，椎体后上角或后下角出现三角形骨块突入椎管或椎间孔。CT检查具有重要诊断价值，可明确显示软骨板破裂块的部位、大小、骨化程度及移位情况、椎管狭窄和椎间盘突出的程度。

5)极外侧型腰椎间盘突出症。系指椎间盘突出位于椎间孔内或其外侧，在椎管之外，压迫神经根或脊神经。临床表现多为腰痛轻，腿部症状重，无马尾神经损害表现。与椎管内椎间盘突出相比，受累的神经根或脊神经高一节段，定位诊断较困难。高分辨率CT检查可发现极外侧型突出，椎管内多无异常，椎间盘造影CT检出率亦高。脊髓造影易漏诊，因为神经根袖较短。

6)髓核破入硬膜囊的腰椎间盘突出症。病情严重，既有腰椎间盘突出症的表现，又有马尾神经综合征的表现。患者多为重体力劳动者，病史较长，近期受伤后突然加重。腰腿痛剧烈辗转不安，神经受累体征重、范围广，下肢肌肉萎缩，肌力减弱，感觉减退重。严重者大、小便失禁，双下肢瘫痪。高位腰椎间盘突出破入硬膜囊和形成粘连性蛛网膜炎时，症状范围更广，程度更重。CT 和 MRI 检查时可发现巨大的中央型突出，占据椎管中央部分。脊髓造影表现部分或完全梗阻，充盈变浅、中断、缺损。手术显露硬膜囊和神经根后，硬膜因粘连不能膨起，搏动消失，触之有硬块，硬膜囊探查是诊断的关键一步，需及时切开硬膜处理。

7）术后复发和腰椎手术失败综合征。腰椎间盘突出症经手术治疗者绝大多数患者可获得满意疗效，但少数患者症状复发，甚至治愈多年后，仍可复发。还有少数患者手术未成功，即手术失败综合征。这些使情况更复杂，诊断较困难。除常规检查外，一定要做 CT 检查，必要时做 MRI 检查，以明确引起症状复发的椎间盘突出定位和手术失败原因，才能确定治疗方法。

14 腰椎间盘突出症如何鉴别诊断

（1）腰椎结核。患者有腰痛，少数有神经根激惹症状，也可合并截瘫。结核患者多有全身症状，如低热、盗汗、消瘦、贫血、血沉加快等。X 线片显示椎体骨质破坏、死骨形成、椎间隙变窄、椎旁脓肿等。CT 扫描更清晰地显示上述改变，并可显示脓肿及死骨是否进入椎管。

（2）腰椎肿瘤。椎管内肿瘤包括硬膜内和硬膜外肿瘤，神经鞘瘤、神经纤维瘤、脊膜瘤、脑脊液囊肿、皮样囊肿、畸胎瘤等较多见。椎体和附件多为转移性肿瘤。这些肿瘤均可压迫神经组织引起症状。症状出现多无外伤史、进行性加重，神经损害严重程度与肿瘤大小有关，休息不能缓解症状。累及骨性结构的肿瘤在 X 线片和 CT 片上多可显示病变，非骨性组织的肿瘤应首选 MRI 检查，多可确定诊断，必要时做脑脊液和脊髓造影检查。

（3）劳损。腰肌劳损有时与腰椎间盘突出症混淆。患者可有一侧腰痛、臀痛及股外侧疼痛或不适，脊柱侧弯和活动受限以及直腿抬高受限等表现，多为腰脊神经后支受累。放射痛的症状和体征多不累及小腿和足部，无肌力，感觉和反射改变。压痛部位多在椎旁肌或骶髂部，不在棘突间旁侧，且无放散痛。鉴别诊断困难时需做 CT 扫描。

(4)腰椎管狭窄症。间歇性跛行是该病最突出的症状，步行一段距离后，下肢出现酸痛、麻木、无力，蹲下休息后才能继续行走，骑自行车和卧床时多无症状。检查可无任何异常体征。少数患者可有根性神经损伤表现。严重的中央型椎管狭窄可出现大、小便功能障碍。应注意腰椎间盘突出症往往与椎管狭窄同时存在，发生率高达 40% 以上。主要由临床判断，CT 检查或脊髓造影对诊断很有帮助。

(5)关节突关节病变和脊柱失稳。关节突关节是滑膜关节，关节面方向在同心圆圆弧上，左右对称。如果发育不对称和劳损会发生退变性关节炎、滑膜炎、滑膜嵌顿，有时形成关节游离体，引起腰神经后支支配区症状。腰椎 X 线片，尤其是斜位片和 CT 可显示关节病变。关节突关节封闭试验可明确诊断。关节突关节和椎间盘退变纤维环松弛同时发生，此时腰椎运动节段就会失去稳定性，产生腰痛，有时伴有腰神经后支范围疼痛。腰椎动力摄片可做鉴别诊断方法，过屈过伸位侧位片，相邻椎体水平移位超过 3 毫米或相邻椎体后缘夹角超过 15°，可诊断腰椎失稳。佩戴质量符合要求的腰围，症状消失或明显减轻，是较好的试验治疗方法。

(6)腰椎骨质疏松症及骨质疏松性骨折。该病多为老年或体弱患者，主要症状是腰痛，有时表现臀部和腿部疼痛，少数有股前部或股外侧疼痛，一般不超过膝部。检查时直腿抬高试验疼痛可放射至股部或臀部，达不到小腿和足部。X 线片检查可发现椎体楔形变或呈扁平椎，有骨质疏松征象。骨密度测定可较准确显示其程度。CT 椎体扫描可显示轻微骨折，单纯行椎间隙扫描有时易漏诊。

(7)髋部骶髂部疾病。包括髂骨致密性骨炎、强直性脊柱炎、骶髂关节结核、肿瘤、髋关节结核、股骨头缺血性坏死、骨性关节炎、股骨头、颈部肿瘤、髋关节创伤性滑膜炎等。主要表现为臀部痛或髋痛，有时有下腰痛和股前部疼痛及膝部疼痛。抬高受限，有时伴有放射痛，同时检查屈髋屈膝试验和“4”字试验(Fabere 试验)，多为阳性。拍骨盆平片和骶髂部或髋部 CT 扫描，多可鉴别。

(8)腹腔、盆腔及腹膜后病变。如泌尿系结石、转移肿瘤，盆腔女性器官、直肠等病变，均可引起腰部、下腰部和骶尾部疼痛，有时向会阴部和肛周放射，必须检查腹部体征。

15 腰椎间盘突出症的治疗原则是什么

（1）早期症状较轻患者，以保守疗法为主。

（2）有明显神经根受压症状或症状严重，反复发作经非手术疗法无效或中央型突出有马尾神经受压，大、小便功能障碍者，可行手术治疗。

16 腰椎间盘突出症疗效如何评价

（1）治愈：症状、体征消失。

（2）好转：症状、体征减轻者。

（3）未愈：症状、体征未改善者。

17 腰椎间盘突出症的保守疗法有哪些

保守治疗包括卧床休息、药物、牵引、推拿、针灸、封闭等法，适合于初发或病情较轻的病例。其疗法目的是促使突出部位回纳，改善局部血液循环，增大椎间隙以减轻对神经根的压迫刺激，但此疗法多数不能彻底消除和回纳突出的椎间盘。

腰椎间盘突出症大多数患者可以经非手术治疗缓解或治愈。其治疗原理并非将退变突出的椎间盘组织回复原位，而是改变椎间盘组织与受压神经根的相对位置或部分回纳，减轻对神经根的压迫，松解神经根的粘连，消除神经根的炎症，从而缓解症状。非手术治疗主要适用于：a. 年轻、初次发作或病程较短者。b. 症状较轻，休息后症状可自行缓解者。c. 影像学检查无明显椎管狭窄者。

（1）绝对卧床休息。初次发作时，应严格卧床休息，强调大、小便均不应下床或坐起，这样才能有比较好的效果。卧床休息 3 周后可以佩戴腰围保护下起床活动，3 个月内不做弯腰持物动作。此方法简单有效，但较难坚持。缓解后，应加强腰背肌锻炼，以减少复发的概率。

(2)牵引治疗。该方法是使用已久行之有效的非手术方法，可单独进行牵引、按摩或推拿疗法，也可结合使用。

1)人工牵引按抖复位法。按抖前检查腰部压痛点并做标志，测定下肢肌力，画好感觉减退区的范围，检查直腿抬高度数，并做好记录，以便推拿后做比较，判定推拿效果。

患者取俯卧位。症状轻者可不用麻醉；症状较重者可肌内注射哌替啶 50～100 毫克；症状重、肌肉有痉挛者，将 0.25%～0.5%普鲁卡因 50～80 毫升注射于腰$_4$～骶$_1$ 两侧肌肉至椎板处。按抖前在下胸及髂股部各垫一枕，使下腹稍悬空，用大被单折叠后分别绕过骨盆及两肩，腋部髂部用棉垫保护，由两人分别向上下牵引。手法复位者双手重叠对正腰$_{4\sim5}$或腰$_5$～骶$_1$突出部位，有节律地快速按抖，频率每分钟约 120 次，持续约 25 分钟，使突出的椎间盘复位。按抖后立即检查腰部压痛点、直腿抬高试验、肌力和感觉障碍区的变化，大多数患者可立即收到效果，表现为压痛和放射痛消失，直腿抬高增加，感觉减退区消失或明显缩小。为了巩固疗效，按抖复位后患者应卧床休息 10～14 天。起床后 3 个月内可用腰围保护，积极锻炼腰背肌，但不宜弯腰或抬重物，以防再发。如按抖 1 次后症状减轻，但未痊愈，休息 3～5 天后可再按抖 1～2 次。有少数病例，经按抖后症状加重，虽经休息也不缓解，应考虑手术治疗。

2)自动牵引按抖机复位法。根据手法推拿原理设计的自动牵引按抖机，牵引和按抖的力量及频率均可调节控制。力量和频率平稳恒定，且可节省人力，提高效率。推拿前的准备与手法推拿相同。先根据患者情况，两端应用 30～35 千克的牵引力，牵引 15 分钟，再用自动按抖器按抖下腰部椎间盘突出处，频率为每分钟 120～140 次，持续按抖 20 分钟。结束后检查按抖效果。按抖复位后注意事项同手法按抖复位法。牵引禁忌证：对孕妇、脊椎滑脱、严重心脏病、活动期肝炎或明显肝脾肿大者，不宜采用上述推拿疗法，以免发生流产、加重脊椎滑脱或心力衰竭等危险，但可采用其他轻手法推拿治疗。复位法原理：牵引下按抖手法是一种使椎间盘突出复位的手法。重力持续牵引使腰椎间隙加大。研究证明用 50 千克牵引力，可使腰$_3$～骶$_1$间隙增大 5 毫米，使其产生负压，经按抖手法，可使突出复位或部分复位。

(3)推拿治疗。推拿疗法是在中医正骨疗法的基础上发展而来的，大推拿的前身是硬膜外麻醉下推拿治疗，由于推拿中选择的手法以正骨手法为主，同时推拿治疗时运用的手法幅度要大、手法较重，对腰椎间盘突出症的治疗有一定的辅助效果。步骤方法：患者平坐于方凳上，两下肢并拢，助手固定住患者大腿。以椎间盘向左侧突出为例，医者站立于患者的左侧用右手大拇指固定于向左偏歪或侧凸的棘突旁，向右侧方向用力顶住，左手从患者腋前向后上伸过，手掌固定于患者右侧颈部，患者上体前屈约 45°，使之上体呈向前向左旋转，医者双手同时用力，此时可听到腰椎旋转的“咯嗒”声。若病椎没有转动可重复施法。患者俯卧，下肢后伸抬高 30°。左右位牵引，若腰骶角偏大，则取仰卧平牵。根据患者的年龄、体质、性别等因素，牵引重量为体重±10%，牵引时间半小时。腰椎牵引结束后进行松脊。采用滚揉手法，在腰椎和骶椎两旁推拿，手法宜偏重，施法 15 分钟左右。进行侧身扳腰，患者侧身而卧，健侧向上，下腿伸直，上腿屈髋屈膝，上体微向后仰，医者立于患者的面前，一手肘部或手掌按于患者肩前，另一手肘部按于患者髂后臀部，定准焦点，两手交叉用力进行侧扳，此时可听到“咯嗒”的声音。患者侧于另一方，病侧向上，按上法再进行侧扳。侧扳结束后，使患者俯卧，再做后伸扳腰。医者站于患者健侧，一手拇指按于病椎棘突的患侧，一手托住患侧下肢膝上，两手用力使患侧下肢向后伸进行扳腰。患者俯卧，胸部和大腿根部垫以软枕，高 26.67～33.33 厘米，使腹部悬空。医者双手重叠于腰部病椎，向下用力振按。患者体位同上，医者双手重叠，从下胸椎段依次向下按压至骶椎，如此重复 6～9 遍。振法与压脊在治疗可交替进行。将患者平移至病房床上，仰卧，腰部垫软枕固定 12 小时，绝对卧床休息 7 天。7 天后起床佩戴腰围活动。在固脊的 7 天及以后的治疗，每天行腰部推拿 1 次，手法宜轻柔，以促进腰部血液循环，纠正腰椎外平衡的失稳状态。

(4)皮质激素硬膜外注射。其方法为按硬膜外麻醉方法行硬膜外穿刺或骶管穿刺，穿刺成功后缓慢注入或滴注药物，药物主要包括1%利多卡因10毫升（0.5%利多卡因20毫升或2%利多卡因5毫升），地塞米松10毫克（确炎舒松－A 25毫克或长效皮质类固醇康宁克通40～80毫克）。有时还可加入维生素B_1 100毫克，维生素B_{12} 500微克，东莨菪碱10毫克。治疗有效可1～2周再注射1次，一般不超过3次。治疗有效率为80%左右，效果不佳需改用其他治疗方法。硬膜外注射疗法系药物直接作用于病变区域。激素有抗炎、消肿和防治粘连的作用，利多卡因可阻断神经对疼痛传导的作用，缓解肌肉痉挛。维生素B_1和维生素B_{12}可促进神经组织的代谢和修复。东莨菪碱可调节局部血液循环，抑制炎性渗出。硬膜外药物注射疗法必须严格无菌操作，防止感染。穿刺必须保证达到硬膜外间隙，如果将药物注入硬膜囊内，有时会引起严重后果。此疗法一般不超过3次，多次注射治疗无效者手术时发现有明显粘连，有时是广泛致密的粘连，以致患者症状长期不能缓解。

18 什么是腰椎间盘突出症的介入疗法

介入疗法中，药物化学溶解突出的髓核，其本质是化学药物与椎间盘组织发生反应，使椎间盘中压迫神经的组织溶解、吸收、排出而消除压迫症状。初期的药物是木瓜酶，临床副作用较大；20世纪60年代美国学者提出用胶原酶注射治疗椎间盘突出，胶原酶注射对胶原蛋白的溶解使椎间盘体积减小，减轻或解除对神经组织的刺激、压迫，临床痛苦症状减轻，但有一点值得肯定的是它不会溶解神经周围的其他组织。

利用胶原酶或木瓜蛋白酶，注入椎间盘内或硬脊膜与突出的髓核之间，选择性溶解髓核和纤维环，而不损害神经根，以降低椎间盘内压力或使突出的髓核变小从而缓解症状。但该方法有产生过敏反应的风险。

19 什么是腰椎间盘突出症的手术疗法

手术治疗时，对患者实行开放性手术消除突出的椎间盘，以达到治愈的目的。虽然效果显著，但手术往往难度大，危险性极高，且创伤较大，更有甚者会影响到脊柱的稳定性，并可能留下后遗症，患者往往惧怕开刀。通常术后恢复期为 3 个月，严重影响了患者的工作和学习生活。手术治疗可解除神经根刺激或压迫、消除神经炎症、促进神经修复等，其特点是见效快。

临床上有严格的适应症状：a. 病史超过 3 个月，严格保守治疗无效或保守治疗有效，但经常复发且疼痛较重者。b. 首次发作，但疼痛剧烈，尤以下肢症状明显，患者难以行动和入眠，处于强迫体位者。c. 合并马尾神经受压表现。d. 神经根刺激或压迫后血管供血障碍引起的下肢肌肉萎缩，肌力明显下降明显的。e. 合并椎管狭窄者。f. 椎间盘突出物较大或粘连、钙化导致侧隐窝、椎管狭窄（非黄韧带肥厚等肌性狭窄）严重的。当然手术也存在感染、神经损伤、神经筋膜等形成纤维瘢痕组织，使神经根粘连，引起“术后再发性疼痛”，以及腰椎稳定性差，引起慢性腰痛，天气变化反应加重等后遗症。

手术经后路腰背部切口，部分椎板和关节突切除，或经椎板间隙行椎间盘切除。中央型椎间盘突出，行椎板切除后，经硬脊膜外或硬脊膜内椎间盘切除。合并腰椎不稳、腰椎管狭窄者，需要同时行脊柱融合术。

近年来，显微椎间盘摘除、显微内镜下椎间盘摘除、经皮椎间孔镜下椎间盘摘除等微创外科技术使手术损伤减小，取得了良好的效果。

20 腰椎间盘突出症怎样预防

腰椎间盘突出症是在退行性变基础上积累伤所致，积累伤又会加重椎间盘的退变，因此预防的重点在于减少积累伤。平时要有良好的坐姿，睡眠时的床不宜太软。长期伏案工作者需要注意桌、椅高度，定期改变姿势。职业工作中需要常弯腰动作者，应定时伸腰、挺胸活动，并使用宽的腰带。应加强腰背肌训练，增加脊柱的内在稳定性，长期使用腰围者，尤其需要注意腰背肌锻炼，以防止失用性肌肉萎缩带来不良后果。如需弯腰取物，最好采用屈髋、屈膝下蹲方式，减少对腰椎间盘后方的压力。

21 腰椎间盘突出症如何根据椎管内外组织损害选择治疗方法

（1）胸腰椎管内组织损害。除了各种肿瘤、血管畸形、脱髓鞘病、脊髓空洞等专科疾病外，主要针对椎间盘突出、椎管狭窄及马尾神经损害进行治疗。

手术指征：a. 椎间盘突出。巨大型、破裂型或多节段病变。b. 椎管严重狭窄。主椎管矢状径小于10毫米或神经根管前后径小于2毫米。c. 马尾神经损害。会阴部或肛周感觉缺失、膀胱直肠功能障碍和下肢麻痹。

手术方法：a. 常规的椎板减压术。扩大开窗术、半椎板切除、全椎板切除。b. 椎板减压术。加内固定术或加植骨融合术。c. 椎管内多节段软组织松解术。d. 椎间盘镜下间盘摘除术。e. 经皮穿刺椎间盘切吸术或高功率激光切除术。

腰椎管内病变的非手术疗法：硬膜外腔隙药物注射、脊柱松解手法、胶原酶注射。静脉点滴甘露醇或β七叶皂苷钠脱水消肿、地塞米松或来比林消炎镇痛、胞磷胆碱或神经妥乐平营养神经等药物可以作为辅助治疗。

（2）椎管外软组织损害。一般应采用非手术治疗，因为绝大多数患者可以治愈。

临床上椎管内外混合型病变比较多见，治疗上一般先注重椎管内病变，尤其是把握好手术指征，能够及时消除发病因素，不会贻误病情，然后积极处理椎管外软组织损害性病变，两者不可偏废。对于多数患者宜采用针对性强的、疗效高的、较安全的非手术方法，形成序贯治疗方案。做到内外兼治、筋骨并重，才能获得治愈。

22 如何选择腰椎间盘突出症的临床治疗方案

以下仅提供依据腰腿痛病的病程发展、不同的病情做出的非手术治疗方案选择。

(1)胸腰椎管内组织损害。

1)急性发病患者,因为椎管内神经根鞘膜外和硬膜囊外脂肪结缔组织无菌性炎症反应强烈,组织的炎性肿胀、缺血瘀血明显,各种致痛物质的作用,以疼痛为主要征象,神经受压的力学因素并非主要,因此在卧床或佩戴腰围辅助下应采用硬膜外腔隙注药,或者加用脊柱松解手法。对于疼痛剧烈不能行走的患者,还可以加用静脉点滴脱水消肿、消炎镇痛、营养神经等药物。

2)处于慢性期患者,神经受压的力学因素成为主要环节,神经根、硬膜囊可以受到来自椎间盘突出物的挤压或者由于脂肪结缔组织变性挛缩、纤维化、条索作用而发生损害。所以应先采取脊柱松解手法,后进行硬膜外腔隙药物注射,辅助静脉点滴神经营养药物、牵引治疗,也可以采用胶原酶溶核加用硬膜外腔隙药物注射。

(2)胸腰椎管外软组织损害。

1)急性发病者,神经阻滞或压痛点注药;病情较重、疼痛剧烈者可采用神经阻滞与脊柱松解手法,迅速缓解疼痛,解除肌痉挛;病情较轻者选用各种理疗,如中频电疗、热磁疗、半导体激光或超短波等。

2)处于慢性期患者,其特点是组织病变重、发病部位多、肌肉力学补偿功能低下,往往与椎管内病变并存,所以治疗应以解除肌痉挛、肌挛缩为重点。临床上采取脊柱松解手法或银质针针刺疗法,辅助中药外敷、热磁疗等方法,以达到软组织松解和修复的目的。后期还可进行运动疗法,以增强肌力,提高体能,以促使疾病康复。

对于老年或青少年患者、体质虚弱者、有较严重的心脑血管疾病者,在治疗时应慎重对待,在手法的选用、药物的选择、银质针的布局上有所不同,应该针对个体差异确定治疗方案。

23 腰椎间盘突出症患者如何自我护理

卧床休息:绝对卧床休息是保守治疗中的重中之重,其可以替代其他保守治疗而绝不能被其他保守治疗方法所代替。

腰椎间盘突出症的卧床休息适应证:

(1)年轻、初次发作或发作次数少者,病史较短或病史较长但症状、体征较轻者。常表现间歇性发作,腰腿痛和气候变化及劳累关系密切。

(2)尽管症状明显,休息后症状可自行缓解者,以及没有经过严格系统保守治疗者。

(3)影像学显示:椎间盘突出较小,没有马尾神经及运动功能损害者。

(4)由于全身疾病如严重的心血管疾病、糖尿病或局部皮肤疾病不能施行手术者,或不愿手术者。

绝对卧床休息:急性腰椎间盘突出症最简单的治疗方法是绝对卧床休息,强调24小时吃饭、睡觉、大便、小便均不应下床或坐起。一般坚持3周。这样才能取得近95%的良好效果(临床治愈)。床铺以足够宽大的硬床上铺褥垫为宜。调查研究不同体位及姿势时椎间盘内压的变化(以直立位为100%)。人体直立100%,仰卧25%,侧卧75%,坐位140%,前屈200%。即椎间盘压力卧位<直立<坐位<前屈。也就是说,腰椎间盘突出症的患者椎间盘内压躺着小于站着,站着小于坐着,坐着小于前屈。由此可见,卧床休息是非手术疗法的基础,也是其他方法无法替代的。

现代科学技术的发展,CT/MRI已清楚显示突出的髓核保守治疗的归宿。突出的腰椎间盘髓核组织只能萎缩不能复位或还纳。其主要表现就是:通过各种卧床休息,使突出的髓核消除水肿、缩小、萎缩,其周围组织和神经根水肿消退,使髓核和神经根的相对位移发生了变化,即突出的髓核并不压迫神经根,腰腿痛的症状明显缓解或消失;在卧位状态下,可去除体重对椎间盘的压力;制动可减轻肌肉收缩力与诸韧带紧张力对椎间盘所造成的挤压。使椎间盘处于不负载状态，有利于椎间盘的营养供应，使损伤的纤维环得以修复；有利于椎间盘周围的静脉回流，消除水肿并促进炎症消退；避免走路或运动时腰骶神经在椎管内反复移动，反复神经根的刺激会加重神经根损伤。

绝对卧床：卧床直到症状缓解或消失，一般需要 3 周或更长时间。卧床 3 周后佩戴腰围起床活动，3～6 个月内不做弯腰持物动作，也不做中等以上的体力劳动。也有国外学者研究证明：卧床 4 天后，突出的椎间盘可获得稳定状态，与卧床 7 天的效果无明显差异，限制性的生理活动应在症状明显缓解后开始。功能活动有助于防止肌萎缩。

相对卧床：有些患者虽经卧床休息但症状得不到改善，其原因在于没有绝对卧床。如患者不能绝对卧床：患者离床、下地、吃饭、洗漱、大便、小便，应尽量佩戴围腰缩短时间。当日常活动完毕，立即返床平卧，直至症状缓解。一般需要 3 周或更长时间。在患者卧床期间，如想改变体位（仰卧⟷侧卧），应上下一致同时转动，勿扭转。这需要陪侍人的帮助和配合。

最佳卧位：生物力学研究证明，半 Fowler 卧位（仰卧将双髋双膝屈曲，膝下垫薄枕）或侧卧位屈膝屈髋并将一枕头垫于两腿之间，能明显解除椎间盘和神经根压力（尤其腰$_{4\sim5}$间隙突出者）。俯卧位不可取。

腰椎间盘突出症急性期（腰痛＋腿痛且过膝）要绝对卧床休息 3 周。此期不存在功能锻炼。患者急性期（绝对卧床 3 周或更长时间）后即进入恢复期（1～3 个月）。此期腰腿痛症状刚刚完全消失或明显缓解，可在床上进行自我锻炼。

24 腰椎间盘突出症患者怎样康复护理

（1）饮食护理。

1）腰椎间盘突出患者的饮食注意事项。

● 避免体重过胖。研究人的身体结构表明，身体的净重（除去脂肪的重量）是随老龄化而减少，而在现实生活中的老年人是胖多瘦少。过度肥胖也是引起中老年人腰腿痛的重要原因之一，所以，应合理饮食，保持体重，避免过胖。

●少食多餐。应每餐少量，每日可吃4～5次。患者应少吃或不吃辣椒等刺激性食物，以免引起咳喘而使腰腿痛症状加重。另外，患者如有烟、酒嗜好应及时戒掉，以利早日康复。

2)腰椎间盘突出患者饮食调理。

①应补充钙。钙是骨的主要成分，所以要充分摄取。青少年成长期自然不必说，成年以后骨也要不断进行新陈代谢。另外，钙还有使精神安定的作用，可以缓解疼痛。钙含量多的食品有鱼、牛奶、酸奶、芝麻、浓绿蔬菜、海藻类等。维生素B含量多的食品有粗米、精米、大豆、花生、芝麻、浓绿蔬菜等。

②应注意补充蛋白质。蛋白质是形成肌肉、韧带、骨不可缺少的营养素。蛋白质含量多的食品有猪肉、鸡肉、牛肉、肝脏、鱼类、贝类、鸡蛋、大豆、豆制品等。

③应补充维生素E。维生素E有扩张血管、促进血流、消除肌肉紧张的作用，用于缓解疼痛。维生素E含量多的食品有鳝鱼、大豆、花生、芝麻、杏仁、粗米、植物油等。

④应注意补充维生素C。椎间盘的纤维环是由结缔组织形成的，结缔组织的形成离不开维生素C，要形成结实强健的纤维环，维生素C是不可缺少的。维生素C含量多的食品有甘薯、马铃薯、青椒、白萝卜、油菜、菜花、卷心菜、芹菜、草莓、甜柿子、柠檬、橘子等。

(2)日常活动。

1)急性期。

①宜制动，睡硬板床2～3周，卧位时椎间盘承受的压力比站立式减少50%，故卧床休息可减轻负重和体重对椎间盘的压力，缓解疼痛。减少病变部位的活动，以利于减轻局部炎性反应，从而缓解疼痛。疼痛期缓解后也要注意适当休息，不要过于劳累，以免加重疼痛。

②注意腰间保暖。尽量不要受寒，避免空调或风扇长时间直接对着腰部吹。另外，腰部保暖或热敷可增强腰部血液循环，可减少腰痛症状的复发。最常用的护腰方法就是，将双手搓至发热，放到腰

部，促进血液循环。

2)腰部运动。

①保持正确姿势：避免久坐，如行走时抬头、挺胸、收腹，腹肌有利于支持腰部；坐时应上身挺直，收腹，下颌微收，双下肢并拢。如有可能，最好在双脚下垫一踏脚或脚凳，使膝关节略高出髋部。避免膝关节低于髋部。坐在有靠背的椅子时，则应尽量将腰背紧贴靠椅或腰部衬一个靠垫，这样腰骶部的肌肉不会太疲劳。久坐之后也应该活动一下，松弛下肢肌肉。站立式应尽量使腰部伸直，收腹、提臀。弯腰姿势：向前弯腰要循序渐进，不可过快过猛，从弯腰恢复至直立位时也要缓慢站起。平时不要做弯腰又用力的动作，避免突然大幅度地转身。

②正确的洗漱姿势应是膝部微屈下蹲，再向前弯腰，这样可以在较大程度上减低腰椎间盘所承受的压力，而且能降低腰椎小关节及关节囊、韧带的负荷。洗脸盆的位置不要放置得太低，避免由于腰椎过度向前弯曲而加重腰部的负荷。此外，淋浴比盆浴好，可避免进出盆浴的弯腰的动作。

③经常变换体位：避免长时间同一姿势站立或坐位。站立一段时间后，将一只脚放在脚踏上，双手放在身前，身体稍前倾；从坐位起立时，应做 1～2 个伸展腰部的活动，有腰痛病史的患者应在半小时至 1 小时左右变换体位，伸展腰部的活动，才能达到防止和延缓椎间盘退变的效果。

④应用人体力学原理，节省体力，避免损伤：蹲位举重物时，背部应伸直勿弯；提举任何物体时不论轻重大小，都应尽量贴近身体；搬运重物时，宁推勿拉；搬抬重物时，应将髋膝弯曲下蹲，腰背伸直，主要应用股四头肌力量，用力抬起重物在站稳后再迈步，避免采取不舒适或紧张体位或姿势。

⑤脊柱柔韧性训练：患者坐位，保持骨盆不动，放松腰背肌肉，做腰椎屈、伸、左右侧弯及左右旋转运动。运动速度平稳缓慢，幅度逐渐增大，避免引起疼痛感觉。

⑥对于肥胖者尤其是腹部肥胖者要注意减轻体重，同时增加运动量，特别要加强腹部肌肉和腹部活动的量方面的锻炼，以减少腹部

脂肪,增加腹部肌肉和腰部肌肉的力量。

⑦合理地使用空调,室温在26℃左右较适宜,空调的风口切忌对着腰部及后背。

⑧腰痛患者要坚持一些力所能及的体育运动。

●游泳:游泳是一项非常适合锻炼腰背肌的体育运动,对预防腰椎间盘突出症、治疗腰肌劳损、缓解腰痛有着很好的作用。另一方面水的浮力可使椎间盘的压力明显减小,在水中运动时受到水的阻力,动作变得缓慢,关节和肌肉不会受到强制性的牵拉,但需要肌肉力量。因此,每个细小的动作都可以锻炼肌肉,使肌力逐渐增强。初期游泳的姿势最好选用自由泳、仰泳等腰部承受力量较小的泳式。需要提醒大家的是,在下水前一定要进行充分的准备活动,游泳时要采取正确的姿势。游泳的时间不宜过长,中间要适当休息,以免腰部过度疲劳。从水中出来后应尽快擦干身上的水分,以免腰部受凉。

●倒退走:倒着走比较符合人体生理曲度,可以使颈部、腰部的紧张状态得到一定的松弛,在增强平衡能力的同时,还能加强腰肌的锻炼。尤其是老年人来说,倒着走更能起到强身健体的作用。

注意:选择平坦的、人比较少的场地,最好是直道。老年人倒着走一定要量力而行,尤其是心脑血管疾病的患者。

●跑步:可根据自己的实际情况决定运动量,跑步运动与游泳一样是一种全身运动,能起到提高心肺功能,防止肥胖,强化肌肉力量的作用。腰椎间盘突出患者跑步锻炼的目的是增进身体健康,不是成为运动健将。跑步的时候鞋要选择底子厚一点、软一点的,可有效地缓解脚着地时的冲击力,减缓对腰椎间盘的震荡。

●跳绳:跳跃的动作可以强化肌肉力量,增强运动的协调感和平衡能力。

●自行车:骑自行车对加强身体的平衡感也有很好的作用。锻炼用的自行车应选择骑上后上身姿势自然舒展的普通型自行车,车座的高度以脚底能平稳着地为好。

3)腰背肌功能锻炼。

腰背部肌肉是维持腰椎稳定性的重要结构之一,加强项腰背部肌肉的锻炼，有助于维持及增强腰椎的稳定性，从而延缓腰椎劳损退变的进程，可以有效地预防急慢性腰部损伤和腰痛的发生。由于腰腿痛而卧床休息或者佩戴腰围治疗的患者，腰部不活动，不受力，长此以往可以引起腰肌的失用性萎缩和无力，因此，应当加强腰背肌的锻炼。

①直腿抬高：直腿抬高，取平卧位，膝关节伸直，脚上举，幅度适当，渐渐增加腿抬高度数，先单腿，后双腿，每日 3 次，每次 3～5 拍，以后每天每次增加 1 拍。

②前后摆腿：右侧卧，左手扶床，右腿微屈，左腿伸直。左腿向上侧举、向前摆、向后摆，同时抬头挺胸。做完两个 8 拍后换右腿。

③拱桥式：每天可练十余次至百余次，每组 10～20 次，每日至少 2 次。每次持续 5 秒左右，然后腰部肌肉放松，放下臀部休息 3～5 秒为一个周期。

●五点式：仰卧在床上，去枕屈膝，双肘部及头部顶住床，腹部及臀部向上抬起，依靠头、双肘部和双脚这五点支撑起整个身体的重量

●四点式：在五点式基础上，双手、双足撑起整个身体的重量。

●三点式：在五点支撑法的基础，将双臂置于胸前，用头部、双足撑起整个身体的重量。

④飞燕式：每天可练十余次至百余次，每组 8～12 次，量力而行。每日至少 2 次。每次持续数秒或更长时间。

●小飞燕：患者俯卧床上挺腹塌腰，头上抬，双臂用力背伸，双腿后抬如燕飞式。（图 10）

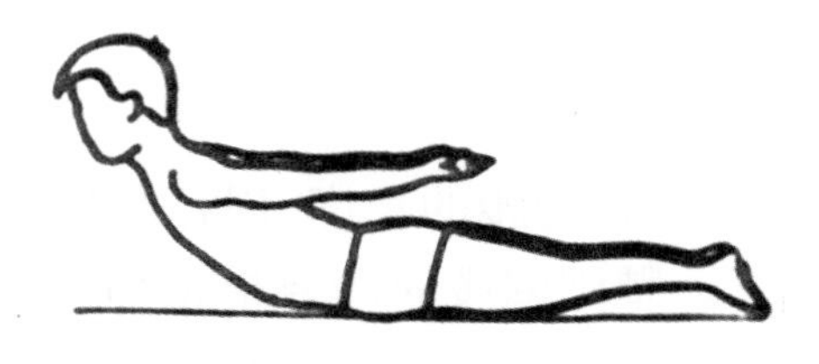

图 10　小飞燕锻炼

●飞燕：俯卧床上，去枕；双手背后，用力挺胸抬头，使头胸离开床面；同时膝关节伸直，两大腿用力向后也离开床面（图 11）。持续 3～5 秒，然后肌肉放松休息 3～5 秒为一个周期。

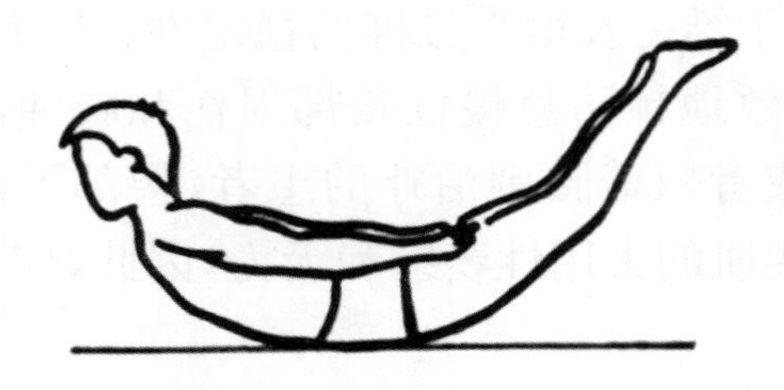

图 11　飞燕式锻炼

⑤太空车：即蹬空增力，仰卧位，双手垫在腰间保护腰部，两膝伸直，运用髋关节扭动的力量，顺水平轴，左肢下踏，同时右脚上提，形似踏步运动。但必须注意，两腿始终保持伸直，不离开床面。右脚下踏，左脚上提，时间逐渐增加。

4）腰背肌功能锻炼的注意事项。

①腰背肌锻炼的次数和强度一定要因人而异，应当循序渐进，每天可逐渐增加锻炼量。

②锻炼时不要突然用力过猛，以防因锻炼腰肌而扭了腰。这是一种静力性的训练，只需要缓缓用力就可以了。

③如锻炼后翌日感到腰部酸痛、不适、发僵等，应适当地减少锻炼的强度和频度，或停止锻炼，以免加重症状。

④如果已经有腰部酸痛、发僵、不适等症状时，应当停止或减少腰背肌锻炼；在腰腿痛急性发作时应当及时休息，停止练习，否则，可能使原有症状加重。

⑤慢性病患者锻炼时间不宜过长，幅度不宜过大。以自己不感觉疲惫为标准。

⑥外伤患者急性期禁止锻炼。

5）腰围佩戴。

①腰围的规格要与自身腰的长度、周径相适应，其上缘须达肋下缘，下缘至臀裂以下。腰围佩戴时间要根据病情，一般整个使用时间以 1～6 周较为适宜，最长不超过 3 个月，并且在睡眠、休息时及时取下。

②腰围佩戴后仍要注意避免腰部过度活动，一般以完成正常日常生活及工作为度。在症状逐渐消退、体征逐渐变为阴性以后，应去掉腰围，开始逐渐进行腰背肌锻炼，以防止或减轻腰肌的萎缩。

6)牵引方法。

①腰椎持续牵引:此种方法比较简单,患者卧硬板床,用骨盆牵引带绕腰固定,固定带的左右两侧各连接一根牵引绳至床的脚端,绳子通过滑轮后每侧各悬挂 7.5～10 千克重量,床脚抬高 5 厘米,以产生牵引力,24 小时不间断牵引。如开始时因不习惯感到不适,可以短时停止牵引或减轻重量,再逐步增加至所需重量和牵引时间,一般需卧床 3～4 周,随着症状好转后允许每天少量起床活动,以不引起起症状为限,慢慢增加活动量,需再巩固疗效 2～3 个月。防止急于早期正常活动导致症状复发。若不抬高床脚,则应绑住上身,以对抗腰椎牵引。牵引必须合身,骨盆牵引带的拉力须作用在髂骨嵴上,并须保护骨突处防发生压疤。

②牵引床治疗:患者卧于电动控制牵引床上,胸骨及骨盆分别用特缚带固定,以超过体重 10 千克的牵引力进行牵引 1 小时。可给予数次减轻牵引力,这样患者既舒适又安全。牵引后卧床 1～2 周,必要时在 1～2 周内可重复牵引 3 次。

③电动按摩牵引床:有的医院专门设计制造三种电动控制牵引床,在持续缓慢增加牵引力同时进行电动按摩,也有很好的疗效。此法既达到牵引目的,又有按摩推拿作用。

④三维动态牵引:采用专门设计的电动三维运动牵引床,与普通牵引床最大的区别在于三维运动牵引床的床面一般可分为三段,以头颈段、胸腹段和骨盆下肢段,其骨盆下肢段床面不仅可以平面滑移而避免患者身体与床面产生摩擦力,而且可以沿着 X、Y 和 Z 轴进行任意的侧屈、旋转和屈伸运动。牵引状态下的三维被动运动与自然状态下被动运动对腰椎结构尤其是椎间盘结构的生物力学效应有明显的差别,具有更强的针对性治疗作用。三维动态牵引还可按照被动运动的控制方式分为手控和程控,按照运动速度分为快速运动和慢速运动。国产三维牵引床采用了程控快速运动模式,这种运动方式不能在发动后加以中止,且运动能量较大,容易在使用过程中造成软组织的牵拉损伤,故并非理想的三维牵引方式。美国生产三维牵引床采用了手控慢速运动模式,医生可根据患者病情和临床经验,选择不同的运动方式和运动幅度,可根据患者对慢速被动运动的反应

来调整被动运动，较为安全，疗效也更高；慢速运动能量较低，患者感觉舒适，是目前较理想的脊柱牵引方式。

7)注意事项。

①睡硬板床。睡硬板床可以减少椎间盘承受的压力。睡眠时，采取侧卧、屈膝姿势会感到更加舒适。

②注意腰间保暖，尽量不要受寒。避免着凉和贪食生冷之物，不要长时间在空调下，这样对腰部不太好，要加强腰背部的保护。

③白天腰部佩戴一个腰围(护腰带)，有利于腰椎的恢复。

④每天定时站立，缓慢弓背数次。

⑤无论何时，当感到背部劳累时，都应躺下或坐在有靠背的椅子上休息。

⑥如果驼背，在坐位时，应保持膝关节高于髋关节，这样有利于支撑后背，同时足底应能充分接触到地面，否则应在脚下放一小木凳或降低座椅高度。

⑦不论是处于站立位、坐位或其他任何姿势，都要注意随时支撑后背，特别是长时间坐汽车或飞机时。

⑧搬重物时，不要弯腰，而应屈膝，避免身体的过度扭转和猛然用力。

25 腰椎间盘突出症患者有哪些食疗方法

(1)三七地黄瘦肉汤。三七 12 克打碎，与生地黄 30 克、大枣 4 个、瘦猪肉 300 克入砂锅，加适量水，大火煮沸后改小火煮 1 小时至瘦肉熟烂，放调盐适量。饮汤吃肉，隔日 1 剂。功能：活血化瘀，定痛。主治：气滞血瘀型急性腰椎间盘突出症。

(2)三七炖田鸡。肥田鸡 2 只(约 200 克)去皮、头、内脏，三七 15 克(打碎)，大枣 4 个去核，同入炖盅，加适量水，大火煮沸后改小火炖 1～2 小时。饮汤吃肉，1 剂/日。功能：益气活血，消肿止痛。主治：气虚血瘀，脾胃虚弱型腰椎间盘突出症。

(3)三七猪脚筋汤。猪脚筋 200 克、精瘦肉 50 克，加水煮沸后，捞入砂锅，加三七 15 克(打碎)，大枣 4 个，加适量水共煎沸后改小火煮1～2小时。饮汤吃肉，1剂/日。功能：活血定痛，强筋壮骨。主治：气滞血瘀，肾气亏虚型腰椎间盘突出症。

（4）乌头粥。川乌（研末）5克、蜂蜜适量、生姜2片、粳米50克同入砂锅，加适量水慢火熬成稠粥。早、晚服食，1剂/日。功能：祛风，散寒，除湿。主治：寒湿痹阻较甚型腰椎间盘突出症。

（5）当归生姜羊肉汤。当归、生姜各30克切大片；羊肉500克，沸水，晾凉，切块。羊肉、当归、生姜、大枣10个同入砂锅，加适量水共煎，沸后撇沫，改小火慢煮至羊肉熟烂。随量饮汤吃肉，隔日1剂。功能：温经散寒，活血定痛。主治：阴寒内盛，气血凝滞型腰椎间盘突出症。

（6）杜仲核桃猪腰汤。猪肾（猪腰）1对切片，大枣2个去核，与杜仲10克、核桃肉20克、生姜2片、米酒3毫升同入炖盅，加适量水共煎沸后改小火炖1小时。饮汤吃肉，1剂/日。功能：益气补肾，壮腰助阳。主治：肾气不足型腰椎间盘突出症。

（7）枸杞水鱼补肾汤。水鱼（鳖）1只切块，与枸杞子、山药各30克及熟地黄15克。大枣6个、生姜3片共入炖盅，加适量水，大火烧沸后改小火炖1小时。随量饮汤吃肉，隔日1剂。功能：益气养血，滋阴补肾。主治：肾阴亏虚，气血不足型腰椎间盘突出症。

26 腰椎间盘突出症患者可常用哪些药酒

（1）乌藤酒：生川乌35克，生草乌35克，生杜仲35克，忍冬藤35克，当归35克，五加皮35克，海风藤35克，乌梅2个，白酒1 500毫升，冰糖100克，红糖100克。将前9味酒水煎2小时，取药液加入冰糖、红糖，待溶化后再加入白酒即成。早、晚各服1次，每次10～20毫升。功效：温经散寒，通络止痛。适用于腰痛日久不愈者，疗效高，收效快。

（2）独活参附酒：独活35克，制附子35克，党参20克。上药研细，装瓷瓶中，用500毫升白酒浸之，春、夏5日，秋、冬7日，常饮服。功效：散寒逐湿，温中止痛。适用于腰腿疼痛，小腹冷痛，身体虚弱者。

(3)痛灵酒:生川乌、生草马各50克,田三七、马钱子各25克。将川乌、草乌洗净切片晒干,用蜂蜜250克煎煮;马钱子去毛,用植物油炸;田三七捣碎。混合前药加水煎煮2次,第1次加水1 000毫升,浓缩到300毫升,第2次加水1 000毫升,浓缩到200毫升,两次取液500毫升,加白酒500毫升即成。每天3次,每次10毫升,10天为1个疗程。功效:散风活血,舒筋活络。适用于慢性腰腿痛。

(4)当归、桂枝、白芍、细辛、全蝎、秦艽、红花、延胡索各15克,鸡血藤、桑寄生、威灵仙、丹参各30克,儿茶、血竭、三七各9克,防己60克,川芎12克。制法:以上中药置入35度以上曲酒中,浸泡1周后可服用此药酒。服法:患者每天中午、晚上各服1次,每次服20克左右。

注:浸满1周后,可边浸边吃,不宜将药酒全部倒出,待全部吃完后,可用原药重新泡酒。

(5)川芎12克,防己60克,麻黄10克,五加皮15克,牛膝15克,当归、桂枝、白芍、细辛、全蝎、秦艽、红花、延胡索各12克,鸡血藤、桑寄生、威灵仙、丹参各30克,儿茶、血竭、三七各9克。制法:以上中药置入1 250克(2.5斤)35度以上曲酒中,浸泡1周后可服用此药酒。每天中午、晚上各服1次,每次服20克。

腰痛篇

1 中医对腰痛病是如何认识的

腰痛是中医病证名。腰痛又称“腰脊痛”，是指因外感、内伤或挫闪导致腰部气血运行不畅，或失于濡养，引起腰脊或脊旁部位疼痛为主要症状的一种病症。其发病常以肾虚为本，感受外邪、跌仆挫闪为标。治疗时实证重在祛邪通脉活络，虚证重在扶正，补肝肾、强腰膝、健脾气是常用治法。腰痛日久，虚实夹杂，治疗应掌握标本虚实，选用祛邪和培本的方法。治疗本病，除内治外，尚可配合针灸、按摩、理疗、拔火罐、膏贴、药物熏洗等方法综合治疗，疗效较好。

西医学的腰肌纤维炎、强直性脊柱炎、腰椎骨质增生、腰椎间盘突出症、腰肌劳损等腰部病变以及某些内脏疾病，凡以腰痛为主要症状者，可参照腰痛辨证论治。

腰痛的病因：

(1)外邪侵袭。多由居处潮湿，或劳作汗出当风，衣着单薄，或冒雨着凉，或暑夏贪凉，腰府失护，风寒湿热之邪乘虚侵入，阻滞经脉，气血运行不畅而发生腰痛。湿性黏滞，所以感受外邪多离不开湿邪为患。

(2)体虚年衰。先天禀赋不足，加之劳役负重，或久病体虚，或年老体衰，或房事不节，以致肾精亏损，腰府失养而发生腰痛。

(3)跌仆闪挫。举重抬物或暴力扭转，坠堕跌打，或体位不正，用力不当，屏气闪挫，导致腰部经络气血运行不畅，气血阻滞不通，瘀滞留着而发生疼痛。

腰痛的病机:腰为肾之府,乃肾之精气所溉。肾与膀胱相表里,足太阳经过之。此外,任、督、冲、带诸脉,亦布其间,故腰痛病变与肾脏及诸经脉相关。腰痛的病因为内伤、外感与跌仆挫伤,基本病机为筋脉痹阻,腰府失养。内伤多责之禀赋不足,肾亏腰府失养,外感为风寒湿热诸邪痹阻经脉,或劳力扭伤,气滞血瘀,经脉不通而致腰痛。外感腰痛的主要发病机制是外邪痹阻经脉,气血运行不畅;内伤腰痛多因肾精气亏虚,腰府失其滋润、濡养、温煦。

诊查要点:

(1)急性腰痛,病程较短,轻微活动即可引起一侧或两侧腰部疼痛加重,脊柱两旁常有明显的按压痛。

(2)慢性腰痛,病程较长,缠绵难愈,腰部多隐痛或酸痛。常因体位不当、劳累过度、天气变化等因素而加重。

(3)本病常有居处潮湿阴冷、涉水冒雨、跌仆挫闪或劳损等相关病史。

辨证治疗。辨致病原因:腰痛病因主要分为外感、内伤与跌仆闪挫。外感者,多起病较急,腰痛明显,常伴有外感症状;内伤者,多起病隐袭,腰部酸痛,病程缠绵,常伴有脏腑症状,多见于肾虚;跌仆闪挫者,起病急,疼痛部位固定,瘀血症状明显,常有外伤史。腰痛治疗当分标本虚实。感受外邪属实,治宜祛邪通络,根据寒湿、湿热的不同,分别予以温散、清利;外伤腰痛属实,治宜通络止痛,活血祛瘀为主;内伤致病多属虚,治宜补肾固本为主,兼顾肝脾;虚实兼见者,宜辨主次轻重,标本兼顾。

(1)寒湿腰痛。

症状:腰部冷痛重着,转侧不利,逐渐加重,静卧病痛不减,寒冷和阴雨天则加重。舌质淡,苔白腻,脉沉而迟缓。

治法:散寒行湿,温经通络。

方药:甘姜苓术汤加减。

常用药:干姜、桂枝、甘草、牛膝、茯苓、白术、杜仲、桑寄生、续断。

(2)湿热腰痛。

症状:腰部疼痛,重着而热,暑湿阴雨天症状加重,活动后或可减轻,身体困重,小便短赤。苔黄腻,脉濡数或弦数。

治法:清热利湿,舒筋止痛。

方药:四妙丸加减。

常用药:苍术、黄柏、薏苡仁、木瓜、络石藤、川牛膝。

(3)瘀血腰痛。

症状:腰痛如刺,痛有定处,痛处拒按,日轻夜重,轻者俯仰不便,重则不能转侧。舌质暗紫,或有瘀斑,脉涩。

治法:活血化瘀,通络止痛。

方药:身痛逐瘀汤加减。

常用药:当归、川芎、桃仁、红花、香附、没药、五灵脂、地龙、牛膝。

(4)肾虚腰痛。

1)肾阴虚。

症状:腰部隐隐作痛,酸软无力,缠绵不愈,心烦少寐,口燥咽干,面色潮红,手足心热。舌红少苔,脉弦细数。

治法:滋补肾阴,濡养筋脉。

方药:左归丸加减。

常用药:熟地黄、枸杞子、山茱萸、山药、龟板胶、菟丝子、鹿角胶、牛膝。

2)肾阳虚。

症状:腰部隐隐作痛,酸软无力,缠绵不愈,局部发凉,喜温喜按,遇劳更甚,卧则减轻,常反复发作,少腹拘急,面色白,肢冷畏寒。舌质淡,脉沉细无力。

治法:补肾壮阳,温煦经脉。

方药:右归丸加减。

常用药:肉桂、附子、鹿角胶、杜仲、菟丝子、熟地黄、山药、山茱萸、枸杞子。

2 西医对腰痛病是如何认识的

腰部脊柱支持着人体60%以上的重力,并从事着伸、屈、旋转等复杂的运动。在进行负重和活动过程中,脊柱结构中的任何部分发生损伤、病理性损害、结构异常、全身代谢和内分泌紊乱、姿势不良、身体虚弱、肌肉无力、风寒湿入侵等，均可引起腰痛或腰腿痛，但最常见的原因还是腰臀部筋肉损伤。腰部疼痛的表现特点有以下几个方面：

（1）腰痛或腰腿痛。疼痛的程度差别很大，从轻微的钝痛到刀割样剧痛不等。有的比较局限，患者能清楚而准确地指出疼痛部位，有的疼痛部位较深且区域模糊。有的仅限于腰部，有的可向下肢扩散。多数昼夜均有疼痛，但有的患者白天腰痛重，夜间休息减轻，有的患者白天轻微活动后腰痛减轻，夜间常因腰部疼痛、僵硬而不能入睡，或在睡眠中痛醒，起床时更感困难。

（2）腰部僵硬或无力。急性腰痛多伴有单侧或双侧腰背肌痉挛，不能前曲。有的病例因腰背肌长期废用而萎缩，导致腰部无力或空虚感，肩不能负重，走路也感困难。一部分慢性腰痛患者，因腰部肌肉损伤后，血肿机化、韧带挛缩、骨质增生、关节炎等均可导致腰部强硬，触之呈板样感觉。

（3）功能障碍与姿势畸形。其程度与伤病种类、损伤轻重、病程长短等各有不同。轻者弯腰不便，能做一般劳动或轻微活动；重者则不能劳动而被迫卧床，甚至不能翻身，生活不能自理。

（4）喜暖怕冷，遇寒则痛剧。腰痛患者每遇风寒、潮湿、气候变化时疼痛增剧，在阴雨天之前疼痛明显。尤其是韧带损伤所引起的疼痛，遇到寒冷刺激时，更为敏感。

3 现代医学如何将腰痛分类

根据病理解剖学、病理生理学和临床治疗的需要等不同的情况，可将腰痛分为两大类：脊柱疾病腰背痛、非脊柱疾病腰背痛。脊柱疾病腰背痛，又可分为外伤性、非外伤性两大类。按病变部位及病因，可分为内科腰痛与外科腰痛两大类。

（1）内科腰痛。即内脏疾病牵涉腰部疼痛。如胃肠疾病、泌尿系统疾病、中枢神经系统疾病及全身感染性疾病等。

（2）外科腰痛。是由不同原因引起腰部的骨骼、筋肉损伤而导致的腰痛。又可分为急性、慢性腰痛两大类。

1)急性腰痛。有关脊柱损伤:腰椎间盘突出症、后关节紊乱症、韧带损伤、脊柱骨折、错位等;腰臀部筋肉损伤、腰背筋膜撕裂、骶棘肌、臀上皮神经、梨状肌损伤、骶髂关节扭伤等。

2)慢性腰痛。姿势性腰痛:脊柱姿势不良;骨盆过度倾斜;下肢姿势不良,如髋、膝内外翻,扁平足,先天性髋关节脱位等。

骨关节慢性炎症:肥大性脊柱炎、类风湿性脊柱炎、化脓性脊柱炎、椎体或附件肿瘤、结核、骶髂关节炎、椎体骺软骨炎、后关节炎、腰骶部与髂骨的假关节形成等。先天性畸形:隐性脊椎裂、移行椎、融椎、后关节面异常、棘突异常、椎弓峡部不连、半椎体等。

4 腰痛的病史与症状表现如何

患者就诊时,除急性损伤外,症状多已延续至数月、数年,或已有多次发作。在追溯发病原因时,有些有受寒湿、过度劳累,或扭闪腰部等病史;有些与工作性质、劳动姿势、生活习惯或健康情况等相关。症状可突然发生,亦可缓慢出现,可为持续性或间歇性,亦可时轻时重,或与气候变化有关。还应对腰腿痛发作与持续的时间,疼痛的部位和性质,与姿势、休息、治疗以及有无全身不适等病史密切相关。

患者自述的疼痛部位,有时与病变部位不完全相符,但多数患者都能用手指出疼痛的部位。疼痛可局限于腰部,亦可向下肢放射,可限于某一个脊椎节段或整个脊柱,亦可交替发生于全身各关节。不同组织受到刺激后,可出现不同性质的疼痛。如肌肉和韧带损伤多为钝痛或酸痛,神经受累多是灼痛、刺痛或放射性痛。

5 腰痛怎样预防

(1)防风寒湿。腰部受到风寒湿以后,易发生疼痛,根据中医理论,寒胜则痛,原因是寒冷可导致气滞血瘀,血瘀则经络受阻,气血不通,不通则痛。

现代医学认为,风寒湿引起腰腿痛的原因是:寒冷本身是一种物理性刺激,可使肌肉和小血管收缩。肌肉的长时间收缩,可产生较多的代谢产物，如乳酸的大量堆积，又可进一步刺激筋肉，使之痉挛。肌肉痉挛和血管收缩，可造成组织缺氧、代谢障碍。此外肌痉挛可影响腰部运动，久之小关节变为僵硬，肌肉发生纤维变性。

如治疗不及时，常导致慢性腰腿痛；寒冷可降低疼痛阈，即降低对于疼痛的耐受力；潮湿可增加热的传导，使身体的热量外传加快。因潮湿的传热力比不潮湿时增加 23 倍，故遇潮湿则疼痛加重。

由于这些原因，临床上所见腰腿痛，不少与受风寒湿有关。平时应注意腰部保暖、勿睡卧湿地，应避免不必要的受寒、受潮湿。

(2)体育锻炼。适当的体育活动和体力劳动，可在一定的程度上使无力的肌肉得到强壮，挛缩的肌肉得到伸展，僵硬的关节恢复活动。体育锻炼方式，可根据自己的工作性质特点，灵活选择，如广播操、太极拳和适当的体力劳动等，长期坚持即可收到一定效果。

(3)注意劳动姿势。平时弯腰、蹲下、起立或提起重物等，要注意先使肌肉用力，避免无精神准备的突然动作。否则轻微的动作，亦有造成闪腰的可能。在劳动中，如端、扛、背、挑等，要适当使胸、腰挺起，注意重力的平衡。准备将重物由地面抬起时，要先屈髋、膝关节，做蹲下姿势，腰部保持挺直，上抬时用力伸直髋膝，二人的动作要协调，同时抬起。这样可避免腰部的损伤。需要固定弯腰姿势下劳动时，要间歇地做些伸腰活动。经常搬运重物者，应在腰部系一宽腰带，以预防发生损伤。

(4)纠正不良的姿势。良好的坐立姿势，可使脊柱和下肢保持在良好的排列线上，使重力达到平衡，以免部分组织受到过度的不平衡牵张，造成脊柱畸形而引起姿势性腰痛。

(5)对于急性腰痛，应积极进行治疗，强调休息，以利于损伤组织修复，防止拖成慢性腰痛。

6 常见的腰痛病有哪些

(1)棘上韧带损伤。棘上韧带连接在椎骨棘突尖上的索状纤维软骨组织。棘上韧带是由腰背筋膜、背阔肌、多裂肌的延伸(腱膜)部分组成。分 3 层，深层连接相邻 2 个棘突，且与棘间韧带交织在一起；中层跨越2～3个棘突；浅层跨越3～4个棘突。作用是与弓间韧带一起在棘间韧带帮助下限制脊柱过度前屈。棘上韧带与棘间韧带由脊神经后支的神经末梢分布，是极敏感的组织，一旦受到损伤，可通过脊神经后支传入中枢，引起腰痛或牵涉性下肢痛。

【病因】在充分弯腰搬移重物时，骶棘肌处于松弛状态，臀部肌肉与大腿后侧肌肉收缩，以腰椎为杠杆将物提起，支点常位于腰骶部，此刻韧带无骶棘肌保护，作用力全部落在腰部韧带上，棘上韧带在最外层，其承受的张力最大，故易损伤。当韧带纤维发生退变，弹力减小，弯腰提物用力过猛，或躯干突然用力旋转，或长期弯腰负重等，极易造成棘上韧带从个别棘突上撕脱或剥离，而出现腰与下肢症状。

【临床表现】急性损伤，常在弯腰负重下突然直腰时发生，或搬取重物与工作不慎身体扭转而引起。慢性者有腰部劳损或久病不愈的病史。

伤后脊柱部疼痛，痛点多局限于1～2个棘突，弯腰时痛剧。偶伴有腰背部及下肢酸痛，劳累后症状加重，休息后症状减轻。腰部无侧弯畸形。

检查时，可触及棘上韧带钝厚、稍隆起、压痛明显。拇指左右拨动时，可有紧缩感或韧带下方剥离而浮起。慢性损伤，剥离面多见1～4厘米，但无明显触压痛，仅有酸胀感。

【治疗】①轻者，卧木板床休息3～5天后，仰伸位用石膏腰围、背心固定6～8周，同时进行腰背肌锻炼。②重者，可行手术探查及修补术，拆线后行石膏腰围固定6～8周，并逐渐下床活动。后期注意腰背肌功能锻炼。

(2)腰椎后关节紊乱症。腰椎后关节紊乱症是一种常见病和多发病，临床发病率极高，青少年、中老年皆可发病。位于腰椎后方的小关节可因急性外伤、慢性劳损(应力性)、退行性改变及先天发育等因素造成腰椎小关节不稳，并引起腰痛、活动受限及其他一系列症状；此时大多合并滑膜嵌顿。但对其病名的认识不甚统一，有人称之为“腰椎小关节错缝”，有人称之为“腰椎后关节滑膜嵌顿”，既有差异，又有相同之处，从发病机制和临床表现上既有不同之处，又相互联系，从治疗上来说基本相同，因此将其统称为腰椎后关节紊乱，是引起腰腿痛的常见原因。

【病因】腰椎后关节周围包以薄而紧的关节囊，其外层是纤维层、内层是滑膜层。后关节的主要作用是稳定脊柱和引导脊柱运动的方向，并阻止脊椎滑脱。由于腰部负重和活动度大，故后关节的损伤机会较多，常发生于腰$_3$以下的椎间关节。如腰部慢性劳损或反复扭伤，可致后关节发生损伤性炎症改变，产生下腰痛或伴有下肢放射性疼痛；当腰部突然转动时，易造成后关节的错位或其间的滑膜嵌顿，而引起难于忍受的剧烈腰痛。

1)腰椎小关节半脱位。从解剖上来看，腰椎小关节由上位椎体的下关节突与下位椎体的上关节突所组成。关节面被透明软骨覆盖，具有一小关节腔，其周围有小关节囊包绕。关节囊松而薄，内层为滑膜，能分泌滑液，以利于关节的活动。当腰椎受到垂直负荷应力或是腰椎过分旋转的剪力作用时，小关节容易发生损伤性滑膜炎，导致关节面软骨营养不良，软骨表面变薄，出现裂隙及关节面不平整。软骨下的松质骨也会发生退行性改变，骨质变硬。关节囊在承受负重和受到旋转应力作用下可以撕裂，并形成纤维瘢痕化。当椎间盘退变、椎间隙变窄，可致小关节囊松弛，直接造成小关节半脱位。另外腰部在用力活动时，还必须以呼吸来调节，如搬抬重物时，首先吸气充实腹部，腹部变成实体后才有力量。用力大小，以呼吸来调节，呼吸与动作失调，就可伤及小关节及肌肉。因此没有精神准备地突然抬物，转身泼水，翻身坐起，抬搬重物等，由于呼吸与肌肉配合失调，致使关节不稳而随外力方向扭滑向侧方，引起小关节突间错位。

2)小关节滑膜嵌顿。腰椎小关节的关节囊由纤维结构和滑膜两层组成。滑膜上有丰富的血管和神经。小关节突的神经由脊神经后支所支配，后支分为内、外侧支，两支均有小的分支，它是一种很丰富的神经结构，即小关节感受器。当滑膜受到机械性或化学性刺激后，便产生明显的疼痛。腰段的关节面排列近似矢状面，前方有黄韧带加强，后方有部分脊间韧带加强，腰椎的旋转活动受到小关节突的限制。当腰椎小关节突受到旋转暴力作用时，很容易发生损伤。脊柱屈曲 50°～60°，主要发生在腰段。腰前屈时，小关节分离。腰后伸时，小关节会聚。椎体发生扭转时，小关节一侧合拢，另一侧张开。

成年后，椎间盘、韧带等组织均发生不同程度的退行性改变。如果在没有充分准备的情况下，突然做脊柱旋转活动，如腰部扭转、弯腰取物、扫地等，均会因椎体及椎间组织在不稳定情况下承受较大的力，而使小关节咬合不良或错位。腰$_5$的活动范围较大，容易发生小关节张开。当其张开时，小关节腔内的负压增加，关节囊滑膜被吸入、嵌夹，形成小关节滑膜嵌顿。

3)后关节炎(又称后关节劳损)。多因前者处理不当，或因椎间盘变性，引起后关节负重量的增加。当腰部后伸活动时，上下关节突间关节面发生冲撞而受阻、反复撞击、磨损，使关节面的软骨破坏。长期的不良刺激，造成关节面硬化、关节突变尖锐、关节滑膜增厚，引起腰部疼痛和僵硬。习惯姿势不良，可对后关节活动产生不利的影响；久之，则出现慢性腰痛。

【临床表现】本病常发生于青壮年体力劳动者，且多有腰部前屈旋转或扭闪受伤史。

腰部剧痛、刺痛或顽固性酸痛，疼痛局限于受累关节突以下，可有向一侧臀部、骶尾部的放散性疼痛。少数病例可向下肢膝平面以上扩散，但疼痛部位较深，且区域模糊。久病患者，长时期固定一个姿势工作，腰部出现僵硬，疼痛加重。症状之轻重与气候变化有关。晨起时腰部剧痛、僵硬，轻微活动后疼痛减轻，过劳后又使疼痛增剧。休息加重，活动减轻是本症之特征。

直腿抬高受限，脊柱后伸活动障碍明显。指触可发现单侧腰肌呈条索状紧张，患椎棘突偏歪、偏歪棘突旁压痛，多不向下肢放射，棘上韧带钝厚、压痛、棘间隙无明显改变。滑膜嵌顿时，可产生固定性的腰椎后凸或平腰侧倾位；俯卧时多采用腹部垫枕，拒绝别人搬动。站立时须髋膝关节半屈位、双手扶膝支撑腰部，因腰骶部筋肉明显紧张，压痛点不易查出。

【诊断要点】

1)腰痛。患者多为青壮年。急性发作时，患者多数在扭腰或弯腰变为伸腰的过程立即产生单侧或双侧下腰部疼痛，活动腰部则疼痛加剧。患者常处于强迫体位，惧怕被别人触摸或搬动。

2)神经根刺激症状。早期可有神经根刺激症状，可发生下肢痛，向臀部、大腿及骶尾部放射，一般牵涉的范围略小，并不按神经根分布区扩散，多不累及小腿。腰$_5$神经根受累可出现跟腱反射减弱或消失。

3)体征。急性发作时，腰部生理弯曲消失，棘突排列不规则，病变的小关节部位有明显的叩击痛及压痛，骶棘肌明显紧张，腰部僵硬。用利多卡因或布比卡因行患椎小关节局部封闭可减轻疼痛。下肢肌力、感觉无异常。

4)影像学检查。X线平片检查可见腰椎生理曲度发生改变，以椎节退行性为主，一般不易发现小关节位移。但动力性侧位片可显示松动征，并可发现两侧小关节突呈不对称状。左右斜位片有时可见关节突位于峡部。CT扫描及MRI检查可显示受累椎节骨质与周围软组织概况。

7 腰痛如何治疗

(1)手法治疗。手法复位是治疗腰椎小关节错位的有效措施，常用的手法有斜扳法、背法、旋转复位法等。在手法复位前，宜在腰背患处先行按摩，使肌肉放松。

1)斜扳法：患者侧卧位，下侧髋关节伸直，上侧屈髋屈膝，在上位的肩部后仰。术者站在患者的前面，一手扶患者上位的肩部，另一手按扶上位的髂嵴。让患者全身放松后，患者双手同时做相反方向斜扳，使肩向后旋转，臀部向前旋转，此时可听到腰部发生“咯嗒”声。斜扳可使关节突关节张开，利于被嵌顿的滑膜及错位的关节复位。让患者按相反的方向侧卧，用同法操作。斜扳后，如果错位的小关节复位与嵌顿的滑膜被还纳，患者顿时可感到腰痛减轻，翻身自如。如效果欠佳，还可重复斜扳2～3次。

2)侧背法：适用于腰部侧屈受限者。患者站立，术者立于患者健侧，患者之健手扶于术者肩上，术者用远患者之手握住患者手腕，另一手则托住患者腰部，侧腰背之，使患者足离开地面，背晃4～5次，待患者不备时，突然将患者弹起，即为手法完毕。进行此手法时应有一助手在侧扶之，以防患者不慎仆倒。

3)反背法：患者站立，术者立于患者身后，二人背靠背，并两手后伸，以自己肘窝挎住患者肘窝，以自己臀部顶住患者腰骶部，弯身背起患者，使其足离开地面，待患者肌肉放松后，先左右摇摆3～5次，再颤抖3～5次，即为手法完毕。

4)牵抖法：患者俯卧位。一助手双肘牵住患者腋下，术者握患者双踝关节，做对抗牵引，持续1分钟后，用力将患者上下抖动数次。此法能使小关节牵开，亦能收到较好的效果。

5)背伸按压法：患者俯卧位。术者以两手拇指点按委中、委阳、承山、承筋等穴各1分钟，继而在病变腰椎两侧以分筋手法上下反复进行治疗3遍，使腰部肌肉痉挛得以缓解。然后嘱患者双手用力抓住检查床头侧缘，助手立于检查床尾部床面上，双手握住患者双踝，将双下肢向上提起并向床尾方向拔伸，使腰部呈背伸状，此时患者双下肢及腰部离开床面，与床面成25°～30°，术者立于患者健侧，双手掌根部重叠按压在腰椎病变椎间隙处，然后快速用力向下并略向患侧方向按压，反复3～4次，有时可闻及弹响声。

(2)牵引疗法。

1)骨盆牵引带牵引：腰肌痉挛严重而拒绝手法复位者，可行骨盆牵引。牵引重量为患者体重的1/3～1/2。在牵引20分钟痉挛缓解后，嘱患者俯卧位，施行轻度推按手法。一般牵引3～5天，症状可消失或明显减轻。

2)脊柱牵引床牵引法：患者俯卧于脊柱牵引床上，绑紧牵引带，打开牵引开关，调整牵引重量不超过自身体重10千克，维持牵引15分钟，并调整至腰椎后伸位30°左右。

(3)卧床休息。急性发作或手法复位的患者，应适当卧床休息，以消除骶棘肌痉挛，促使关节水肿消退并减轻疼痛。并可防止习惯性腰椎紊乱症。

(4)封闭疗法。小关节突关节囊封闭具有解痉镇痛的作用。可用2%的利多卡因注射液5毫升加入曲安奈德混悬液1毫升或醋酸泼尼松龙(强地松龙)25毫克的混悬液，用7号腰椎穿刺针或心内注射针，在棘突旁1.5厘米的小关节压痛点处，浸润小关节周围。一般选择腰$_{4\sim5}$以及腰$_5$～骶$_1$小关节做多部位注射。

(5)外用药物治疗。

1)可用麝香虎骨膏、伤湿止痛膏、祖师麻膏外贴。

2)正骨水、红花油等涂擦。

3)可用舒筋活络药膏、消肿止痛药膏、消瘀膏、坎离砂合活血止痛散等外敷。

4)中药外托及熏洗:可用当归60克,红花30克,乳香30克,没药30克,儿茶60克,无名异40克,紫荆皮60克,威灵仙60克,川芎40克,葛根60克,伸筋草60克,透骨草60克,草乌30克,木瓜60克,落得打60克,五加皮60克。上药粉碎成细末混合均匀,每次取50～100克,用陈醋调匀外敷于患处,加红外线或神灯照射30～40分钟,每日1次,外敷5～7天。亦可用上药装入布袋封口,加水1 500毫升,煮沸20分钟,患处热敷,每日2次。

(6)其他疗法。

1)可应用热敷、超短波、频谱等物理治疗,以使肌肉放松、水肿消退及改善局部血液循环。

2)针灸疗法:取穴:肾俞、环跳、委中、殷门、阳陵泉、阿是穴。用泻法,每日1次,10次为1个疗程。

3)中药离子透入疗法:选用舒筋活血、消肿止痛的中药,进行离子透入治疗。

(7)内服药物治疗。

1)西药治疗:腰痛明显时,可口服消炎止痛、解痉的药物,如布洛芬、芬必得、英太青、吲哚美辛(消炎痛)等。

2)中医辨证分型及方药。

①气滞血瘀型:有外伤史、急性发作疼痛,腰部功能受限者。治宜理气活血,舒筋活络。方用活血止痛汤加减:红花10克,赤芍9克,当归12克,川芎9克,丹参15克,乳香6克,没药6克,紫荆皮9克,威灵仙12克,葛根15克,伸筋草15克,木香6克,落得打9克,苏木6克,木香6克,青皮12克,三七3克,甘草3克。

②风寒湿痹型:慢性发病者,平时有腰痛病史,疼痛遇寒冷或气候变化时加重,得温痛减。治宜祛风除湿,舒筋活络。方用麻桂温筋汤:麻黄9克,桂枝12克,红花6克,白芷20克,细辛6克,赤芍12

克，桃仁6克，伸筋草15克，葛根15克，威灵仙15克，木瓜15克，海桐皮15克，桑寄生15克，牛膝12克，甘草3克。

③肝肾亏虚型：平时有腰膝酸困，或经常习惯性发病，或年老体弱者。治宜补肾强筋，舒筋通络。方用补肾壮筋汤加减：当归12克，熟地黄12克，牛膝12克，山药10克，茯苓12克，续断12克，杜仲12克，白芍12克，青皮9克，五加皮9克，伸筋草15克，桑寄生15克，红花6克，破故纸10克，枸杞子12克。

8 腰痛如何预防与调护

(1)腰的保护：睡床要软硬适中，避免睡床过硬或过软，使腰肌得到充分休息；避免腰部受到风、寒侵袭，避免腰部长时间处于一种姿势，肌力不平衡，造成腰的劳损。

(2)腰的应用：正确用腰，搬抬重物时应先下蹲，用腰时间过长时应改变腰的姿势，多做腰部活动，防止逐渐发生劳损，因工作性质而用腰过度或已产生轻度劳损时，应早用腰痛宁胶囊等药物，避免劳损进一步加剧，而最终引起腰椎退性改变。

(3)腰部保健运动：坚持腰的保健运动，经常进行腰椎各方向的活动，使腰椎始终保持生理应力状态，加强腰肌及腹肌练习。

9 什么是急性腰扭伤

腰部脊柱是一根独立的支柱，承担着人体60%以上的重力，并从事着复杂的运动。其前方只有松软的腹腔和髂腰肌，附近仅有一些肌肉、筋膜和韧带，无骨性结构的保护。故在负重或不协调的运动中，椎体间关节、后关节、腰骶关节、骶髂关节、韧带及周围的肌肉、筋膜等极易受到损伤。急性腰扭伤是腰部肌肉、筋膜、韧带等软组织因外力作用突然受到过度牵拉而引起的急性撕裂伤，常发生于搬抬重物、腰部肌肉强力收缩时。急性腰扭伤可使腰骶部肌肉的附着点、骨膜、筋膜和韧带等组织撕裂。急性期若未能给予有效治疗，容易转变为慢性，成为顽固的腰背痛。

【病因】由于外力的作用，脊柱关节发生超出正常生理活动范围的一过性过度牵扯及扭转后，其小关节或周围筋肉组织发生移位、扭转或撕裂，致组织充血或肿胀，日久瘀血机化形成粘连。关节囊破裂时，伴有关节内出血、肿胀，机化后形成索状结缔组织，造成关节内粘连。偶有韧带的过牵而把其附着的骨组织撕下，造成撕脱性骨折，或引起腰背筋膜及神经组织损伤。

在长期的生活和劳动中，不少人有过腰部扭闪的经历。导致腰部扭伤的原因很多，归纳起来有以下几种情况：

(1)弯腰提取重物或挑担、举重时，由于身体两侧用力不平衡，致使腰部的肌肉、筋膜、韧带、关节等组织损伤，或两种以上的同时扭伤。

(2)脊柱的过屈或过伸动作均可引起腰扭伤。或腰部直接受外力的推动，使腰部筋肉扭伤或撕裂，甚至造成撕脱性骨折。

(3)站立姿势不正确，突然扭转腰部或呵欠、剧咳等，均可引起腰部扭伤或岔气。

【临床表现】

(1)腰背痛。发病骤然，伤后即感腰部一侧或两侧局限性疼痛。患者常能指出准确的疼痛部位。有些患者在受伤时感到有清脆的响声或韧带撕裂样感觉，随后疼痛为持续性。疼痛轻者可勉强行走，重者完全不能活动。在大声说话、呵欠、咳嗽或大、小便用力时均感疼痛加重。

(2)局部压痛点。在扭伤早期，受伤局部多有固定压痛点，并与自述疼痛部位相一致。如肌肉和筋膜损伤，压痛点多位于骶棘肌处、第3腰椎横突部和髂骨嵴后部；棘间韧带损伤，压痛点在脊柱中线棘突之间，属深压痛；棘上韧带损伤压痛点在中线棘突上，属浅压痛；椎间小关节损伤，压痛点在椎旁深处；腰骶关节损伤，则在腰骶关节处压痛。

(3)腰背肌痉挛。多数患者受伤侧腰肌紧张或痉挛，患者站立或向前弯腰时更加明显，并使疼痛增剧，长时间卧床休息，紧张的肌肉可变松软，但用手触压后又可紧张。腰部一侧受伤时，向对侧弯曲肌肉痉挛明显且剧痛。

(4)脊柱侧弯。腰部肌肉、筋膜的扭伤、撕裂引起的疼痛，必然导致肌肉发生痉挛，不对称的肌痉挛，可引起脊柱向伤侧的侧弯改变。脊柱的侧弯是为了照顾受伤组织，使病变周围组织免受挤压所产生的一种保护性自动调节。疼痛与痉挛解除后，侧弯的脊柱即可正直。

牵扯性下肢痛。牵扯性下肢痛系腰肌或韧带扭伤、撕裂后刺激了有关神经所致，牵扯(涉)的部位多为臀部、大腿后部和大腿前内侧等处。在咳嗽、大便用力与活动时牵扯痛加重。

【诊断要点】

(1)有明显外伤史。

(2)腰部有明显的疼痛部位及局限性压痛点。

(3)腰背痛伴有腰肌紧张与脊柱侧弯，或牵扯性下肢疼痛。

(4)韧带损伤，在腰前屈时疼痛明显或加重，伸腰时无显著改变。

(5)肌肉和筋膜损伤，转动伸屈腰部时均可使疼痛加重。

(6)在前屈姿势下旋转腰部，若活动受限或疼痛增剧，则系腰椎小关节的损伤。

【治疗】急性期应卧床休息。压痛点明显者可用1%普鲁卡因(或加入醋酸氢化可的松1毫升)做痛点封闭，并辅以物理治疗。也可局部敷贴活血、散瘀、止痛膏药。症状减轻后，逐渐开始腰背肌锻炼。

【预防】预防急性腰扭伤的发生主要有以下几点：

(1)应该宣传教育职工，严格遵守操作规程，熟悉生产技术，防止蛮干，减少工伤的发生率。

(2)尽可能改善劳动条件，以机械操作代替繁重的体力劳动。劳动时注意力要集中，特别是集体抬扛重物时应在统一指挥下，齐心协力，步调一致。

(3)掌握正确的劳动姿势，如扛、抬重物时要尽量让胸、腰部挺直，髋膝部屈曲，起身应以下肢用力为主，站稳后再迈步，搬、提重物时应取半蹲位，使物体尽量贴近身体。

(4)加强劳动保护，在做扛、抬、搬、提等重体力劳动时应使用护腰带，以协助稳定腰部脊柱，增强腹压，增强肌肉工作效能。若在寒冷潮湿环境中工作后，应洗热水澡以祛除寒湿，消除疲劳。尽量避免弯腰性强迫姿势工作时间过长。

10 什么是慢性腰肌劳损

慢性腰肌劳损或称“腰背肌筋膜炎”、“功能性腰痛”等。主要指腰骶部肌肉、筋膜、韧带等软组织的慢性损伤，导致局部无菌性炎症，从而引起腰骶部一侧或两侧的弥漫性疼痛，是慢性腰腿痛中常见的疾病之一，常与职业和工作环境有一定关系。患者日常生活也要注意，尽可能不要穿带跟的鞋，避免症状加重，康复锻炼，平时注意最好睡硬板床。

【病因】祖国医学认为“久劳”和“劳伤久不复原”是形成劳损的主要原因。如《素问・宣明五气篇》记载：“久视伤血，久卧伤气，久坐伤肉，久立伤骨，久行伤筋，是谓五劳所伤也。”清代叶桂说：“劳伤久不复原为损。”所以，腰部因久劳致伤引起的疼痛称劳损腰痛。

根据发病情况，腰部慢性劳损的病因可分为以下几点：

(1)腰部筋肉急性损伤后，未做及时治疗或治疗不彻底，迁延日久所致。由于多次扭伤腰部，损伤组织撕裂出血，瘀肿吸收不好，久之产生纤维变性或瘢痕组织，使筋肉发生粘连，压迫腰骶神经后支，是产生腰痛长期不愈的主要原因。

(2)或单一姿势的长时间弯腰劳动、持续性负重，使腰部组织长时间处于紧张状态，而容易发生疲劳，天长日久形成慢性劳损，局部组织水肿、缺血、纤维变性、增厚或挛缩等。

(3)或风寒湿侵入机体，使经络阻滞、气血运动不畅。由于骤然受凉或外邪所感，致肌肉紧张、小血管收缩、严重地影响腰部筋肉组织的营养与代谢。长期营养障碍，使筋肉发生纤维变性，而导致慢性腰痛。

【临床表现】

(1)病史。既有明显的腰部急性扭伤史，或经多次扭伤，也有无明显外伤史者，但与其工作性质和不正确的姿势有关。

(2)腰背痛。单或双侧腰部大面积隐痛，或酸痛不舒、腰部发紧、沉重、乏力，患者不能明确地指出疼痛部位。疼痛在过量劳动后加重，休息减轻，患者可参加一般的体力劳动。

(3)压痛点。根据损伤的部位不同,可出现较广泛的压痛点,但不固定,经反复触压,痛点可有变化。

【诊断】主要依据病史,症状、体征、排除其他器质性疾病。如陈旧性脊椎骨折、腰椎结核、肾脏疾病、前列腺炎、妇科病等。

【按摩治疗】

(1)按摩的治疗原则:舒筋通络,温经活血,解痉止痛。

(2)取穴及部位:肾俞、腰阳关、八髎、秩边、委中、大肠俞、承山及腰臀部。

(3)主要手法:按揉、点压、弹拨、拍击、扳法等。

(4)按摩手法:

1)坐在椅子上,双目平视前方微微闭合。双脚张开与肩部同宽,适当放松全身。

2)搓擦腰骶部,将双手掌放置腰部两侧,适当地从腰骶部搓擦30～50 次,使腰部略感高热感。

3)拳揉腰骶两侧,双手握拳,将拳头的掌指关节分别放置腰部两侧,适当地从腰部往腰骶部按揉 40 次左右。

4)按摩腰部两侧,双手叉腰,拇指分别放置腰部两侧,其余四指放置腰部外侧,适当地从腰部向腹部进行按摩。

(5)结束手法:将以上的掌擦法直擦腰背部两侧膀胱经,横着擦腰骶部,感觉到热为度。并用桑枝棒排挤腰骶部,大约 3 分钟即可结束按摩治疗。

【理筋手法】患者俯卧,术者用手掌揉按两侧骶棘肌,然后找出压痛点或痛性结节,由上而下逐个进行点穴、弹拨、拿捏,然后施于滚法,注意手法不宜过重。亦可加用侧卧屈伸法,令患者侧卧,患侧在上,术者立于患者背后,一手按其腰部痛处,一手握持患侧踝部并向后牵拉,使髋关节过伸,继而屈髋屈膝,使大腿触及腹部,然后将下肢牵拉伸直,反复 3 次。

【针灸疗法】

(1)针刺取阿是穴:肾俞、志室、气海俞、命门、腰阳关、次髎、委中等,针刺后可在腰部穴加拔火罐,以散瘀温经止痛。隔日 1 次,10 次为 1 个疗程。结核及肿瘤患者不宜针灸。

(2)耳针刺腰骶区、神门区、肾区等，可稍做捻转，两耳同刺，留针10分钟，隔日1次，可连做2～3次。

【中药治疗】中药疗法是我国的传统治疗方法，是我国劳动人民几千年来在与疾病做斗争的过程中，通过实践，不断认识，逐渐积累了丰富的医药知识。中药具有效成分含量高、析出速度缓慢、作用长期持久、局部疗效切实等一系列优点。而中药治疗腰肌劳损的杰出代表就要数膏药和药酒了，老刘家药酒就是其中的一种。中药治疗腰肌劳损可以外贴膏药，其有效成分可透入皮肤产生活血、止痛、化瘀、通经走络、开窍透骨、祛风散寒等效果，并通过药物的归经作用而调理机体阴阳平衡，渗透于表皮，刺激神经末梢，促进局部血液微循环，扶正固本、改善体质，从根本上、全方位针对腰肌劳损病机特点而发挥疗效，改善病变周围组织营养，起到修复骨病组织的作用，最终达到治疗目的。

【伴随治疗】各种腰椎间盘突出都有可能伴随腰肌劳损的存在，特别是腰骶部的筋膜炎(劳损)是腰椎间盘突出最常见的并发症之一。如果有腰椎间盘突出的前提下，腰骶部有条索状物、结节，尤其是痛性结节的出现，可选小针刀等疗法。

如果腰骶部出现特定痛点，触压时候剧痛，有时可以远处传导，此时可以使用封闭疗法：2%利多卡因2～5毫升，曲安奈德10～40毫克，在最疼痛位置进行封闭。如果是腰椎间盘突出，使用“硬膜外腔灌注疗法”不需要封闭，就可以达到一法两治的效果。

【自我保健】腰肌劳损患者可按下列方法进行自我保健以防病治病。

(1)按揉肾俞、腰俞、委中、阿是穴，每穴2分钟。

(2)两手半握拳，在腰部两侧凹陷处轻轻叩击，力量要均匀，不可用力过猛，每次叩击2分钟。

(3)两腿齐肩宽站立，两手背放在背部，沿腰两侧骶棘肌上下按摩100次，以腰部感觉发热为度。

(4)双手叉在腰部，两腿分开与肩同宽，腰部放松，呼吸均匀，做前后左右旋转摇动，开始旋转幅度要小，逐渐加大，一般旋转80～100次。

(5)弹拨痛点10～20次,然后轻轻揉按1～2分钟。

【康复锻炼】慢性腰肌劳损往往是多种因素造成的。例如,长时间的体力劳动或运动,可因腰部负荷过重而造成腰肌的损伤。长期缺乏体育锻炼的肥胖者,站立时重心前移,也很容易引起腰部韧带、肌肉的劳损。腰部长时间遭受风寒,也可以引起慢性腰背部疼痛。急性损伤处理不当或治疗不彻底,也会发展成慢性腰肌劳损。劳累后加重是慢性腰肌劳损的特点,下面介绍几种效果可靠又简便易行的康复锻炼方法。

(1)腰部前屈后伸运动。两足分开与肩同宽站立,两手叉腰,做好预备姿势。然后做腰部充分前屈和后伸各4次,运动时要尽量使腰部肌肉放松。

(2)腰部回旋运动。姿势同前。腰部做顺时针及逆时针方向旋转各1次,然后由慢到快,由大到小,顺、逆交替回旋各8次。

(3)拱桥式锻炼。患者仰卧床上,双腿屈曲,以双足、双肘和后头部为支点(五点支撑)用力将臀部抬高,如拱桥状,随着锻炼的进展,可将双臂放于胸前,仅以双足和头后部为支点进行练习。反复锻炼20～40次。

(4)飞燕式锻炼。患者俯卧床上,双臂放于身体两侧,双腿伸直,然后将头、上肢和下肢用力向上抬起,不要使肘和膝关节屈曲,要始终保持伸直,如飞燕状。反复锻炼20～40次。

【运动疗法】腰肌劳损其主要症状是腰部酸困和疼痛 ,腰痛较重者常伴有腰肌紧张性痉挛,腰部活动性受限 ,弯腰困难。

(1)腰肌锻炼保健法。

1)仰卧保健法:患者取仰卧位 ,首先双脚、双肘和头部五点 ,支撑于床上,将腰、背、臀和下肢用力挺起稍离开床面,维持感到疲劳时,再恢复平静的仰卧位休息。按此法反复进行10分钟左右 ,每天早、晚各锻炼1次。

2)俯卧保健法:患者采取俯卧位,将双上肢反放在背后 ,然后用力将头胸部和双腿用力挺起离开床面,使身体呈反弓形,坚持至稍感疲劳为止。依此法反复锻炼10分钟左右 ,每天早、晚各1次。如果长期坚持锻炼,可预防和治疗腰肌劳损和低头综合征的发生和发展。

(2)预防方式。

1)预防风寒湿。防止潮湿,寒冷受凉。不要随意睡在潮湿的地方。根据气候的变化,随时增添衣服,出汗及雨淋之后,要及时更换湿衣或擦干身体。天冷时可用电热毯或睡热炕头。

2)及时治疗。急性腰扭伤应积极治疗,安心休息,防止转成慢性。

3)运动前准备。体育运动或剧烈活动时,要做好准备活动。

4)纠正不良的工作姿势。如弯腰过久,或伏案过低等。

5)防止过劳。人就像一台机器一样,过度的运转或超负荷的使用,必然会导致某些部件或整个机器的损害。腰部作为人体运动的中心,过度劳累,必然造成损伤而出现腰痛,因此,在各项工作或劳动中注意有劳有逸。

6)使用硬板软垫床。睡眠是人们生活的重要部分之一。床的合适与否直接影响人的健康,过软的床垫不能保持脊柱的正常生理曲度,所以最好在木板上加10厘米厚的软垫。

7)注意减肥,控制体重。身体过于肥胖,必然给腰部带来额外负担,特别是中年人和妇女产后,都是易于发胖的时期,节制饮食,加强锻炼是必要的。

8)节制房事。“腰为肾之府”,房事过频必然有损于肾,肾亏则腰痛。

9)劳动姿势。劳动姿势不正确,容易造成腰肌劳损。正确的姿势如:背重物时,胸腰稍向前弯,髋膝稍屈曲,迈步要稳,步子不要大,可以预防腰肌劳损。

平时要注意保持良好的姿势,不要久站久坐长时间保持一个固定的姿势,维持一个固定的姿势一旦超过了20分钟肌肉就开始紧绷,无论是什么姿势维持太久都不好,而错误的姿势是会加重腰酸背痛的。不要过度劳累,腰肌劳损康复后过度劳累还易复发,即便是正常人过度劳累也不行。在日常生活中,不良的姿势,例如:不正确的坐、立、行及睡眠姿势,长时间伏案阅读、书写和看电视、上网,在办公室长时间坐着的工作方式,不正确地搬运物品,长时间驾车,家居生活中工作台面的高度过低,琐碎的家务事以及运动损伤等,都会引起腰背部疼痛或加重腰背部疼痛的临床症状，要注意这些，同时还应注意不要睡过软的床铺。

11 如何认识退行性脊柱炎

退行性脊柱炎又称肥大性脊柱炎、增生性脊柱炎、老年性脊柱炎、脊椎骨关节炎等，是指椎间盘退变狭窄，椎体边缘退变增生及小关节因退变而形成的骨关节病变。以椎体边缘增生和小关节肥大性变化为其主要特征。本病好发于中年以后，男性多于女性，长期从事体力劳动者易患此病。腰椎椎体因负重关系，在所有椎骨中，体积最大，呈肾形，上下扁平。椎体的横径及矢径自腰$_{1\sim4}$逐渐增大，与椎体负重自上而下逐渐增加相一致。但在第5腰椎椎体下部负荷小于上部，所以下部横、矢径与腰$_4$椎体相应部位相比变小。腰椎椎体前缘高度自腰$_{1\sim5}$逐渐递增，而后缘高度则逐渐递减。腰$_1$和腰$_2$椎体前低后高，腰$_3$前后高低大致相等。腰$_4$和腰$_5$却变得前高后低。腰椎椎体由纵向及横向略呈弧形的骨小梁构成，交织成网，以抵抗压应力及抗应力。随着年龄的增长，骨质逐渐疏松，即单位体积骨量减少，横行骨小梁变细，甚至消失，而纵行骨小梁增粗，周围皮质变薄。椎体由于长期负荷，可逐渐压缩变扁，或呈楔形，髓核也可经软骨板突向椎体，形成许莫结节。椎间盘退变后，椎体边缘出现骨质增生。

【病因】

(1)内因：退行性变是发生本病的主要原因。椎体边缘增生与椎间盘退变有着密切的联系，也与年龄、压力及创伤有关。腰椎间盘在人体直立时是负重最大，活动最多的地方，在日常生活和劳动中受到损伤的机会较其他组织为多。加之椎间盘缺乏直接的血液供应，故损伤、退变后修复较慢。椎间盘退变后，失去其固有的弹韧性，厚度变薄，椎间隙变窄，从而减弱了椎体对压力的抵抗，椎体和小关节不断受到震荡、冲击和磨损，因而渐渐产生了骨刺。

(2)外因：损伤和劳损是导致本病的外部因素。由于腰部长期负重和过度活动，因此，损伤和劳损机会增多，进一步加速椎间盘退变，弹性减弱，同时引起周围韧带松弛，关节不稳定，导致椎体不断受到创伤刺激，日久形成骨刺。骨刺发生的部位，多在脊柱生理曲度的凹侧，这是由于杠杆力学作用。骨刺的产生一般与年龄增长成正比，年龄愈大，增生愈严重。所以，压力和重力对骨刺的产生有密切关系。压力可能是引起骨刺的主要因素，骨刺则是椎体对于压力的反应，是骨组织对压力所产生的代偿性产物。

【临床表现】本病患者多为40岁以上的体力劳动者，男性多于女性。早期症状腰背酸痛，活动时脊柱僵硬，在劳动时症状加重，休息后化转(夜间加重)。晨起时腰部僵硬、疼痛增剧，经短时间轻微活动疼痛减轻，活动过度或过劳后又使症状加重。腰部喜暖怕冷，久坐、久立时可出现腰背痛。脊柱炎的病程，短者几个月，长者数年至十数年。检查时可发现脊柱运动受限制或僵硬感，但一般无明显的肌肉萎缩或肌紧张，腰部痛点不集中，脊柱姿势可有异常改变。X线拍片检查，显示多个椎体边缘骨质增生，椎间隙变窄，椎体上、下缘硬化。但椎体轮廓和小关节间隙界线清晰，脊柱生理曲线异常或无明显改变。

【治疗】

(1)治疗原则：舒筋通络，行气活血，解痉止痛。

(2)取穴及部位：肾俞、命门、腰阳关、腰夹脊、气海俞、关元俞、委中、阳陵泉、承山等。

(3)主要手法：按、揉、点压、弹拨、扳、擦及被动运动。

(4)操作方法：患者俯卧位，医者用深沉有力的弹拨法施于腰背两侧骶棘肌，自上而下反复3～5遍，然后用掌根按揉3～5遍，以缓解肌肉痉挛。

12 什么是第三腰椎横突综合征

第三腰椎横突综合征，也是引起腰腿痛的常见原因，临床较多见。腰椎具有生理前凸，第3腰椎位于前凸的顶点，是第1～5腰椎的活动中心，成为腰部屈伸及旋转活动的枢纽。两侧的横突粗长，第2、第4腰椎次之，第1、第5腰椎横突最短并向后方倾斜。由于腰$_3$横突最长，承受杠杆作用力最大，其上所附着的韧带、肌肉、筋膜等承受的拉力亦大，故损伤的机会增多。

腰部脊神经出椎间孔后，分为前、后两支。前支粗大，构成腰、骶神经丛；后支的臀上皮神经行走于腰$_{2\sim4}$横突的背面，紧贴骨膜经过横突间沟，穿过该横突上附着的肌肉到其背侧。腰椎横突上附着有大小不等的肌肉。前侧有腰大肌、腰方肌，横突尖端有横架于棘突与横突之间的横突棘肌，两横突之间有横突间肌，横突背侧有骶棘肌。另外，尚有腹横肌、腹内斜肌、腹外斜肌借助于腰背筋膜，起于第1～4腰椎横突。

【病因病理】

(1)第三腰椎横突比其他腰椎的后伸曲度大，向侧方延伸最长，位于腰椎中部，两侧腰椎横突连线形成以第三腰椎横突尖为顶点的纵长菱形。

(2)腰椎横突末端附着不少与躯干活动有密切关系的肌肉及筋膜，主要有腹横肌、腰方肌、腰大肌、骶棘肌及腰背筋膜。坚强的腰背筋膜深层附着于腰椎横突末端、季肋及髂嵴，腹横肌移行于腰背筋膜而附着于横突。腹内压的变化可通过腹横肌而影响到横突末端的组织。

(3)第三腰椎位于腰前凸曲线之顶点，背阔肌的髂腰部分纤维止于第三腰椎横突，腰大肌的部分肌纤维也止于此处，骶棘肌的一部分肌纤维也止于此，因此，第三腰椎成了腰椎的活动中心，由于第三腰椎横突较长，以致附着于此处的肌肉、筋膜、韧带能有效地保持脊柱的稳定性及正常的活动。较长的横突又能增强肌肉的杠杆作用，肌肉收缩牵拉机会多，拉力最大，当这些组织异常收缩时，横突末端首当其冲。这种解剖特点构成末端易受损伤的基础。

【临床表现】

(1)多见于从事体力劳动的青壮年，男性多发，常诉有轻重不等的腰部外伤史。

(2)主要症状为腰部疼痛，疼痛因人而异，有的疼痛非常剧烈，有的则持续性钝痛。疼痛的性质一般是牵扯样的，也有呈酸痛状的。疼痛往往在久坐、久站或早晨起床以后加重。症状重者还可沿大腿向下放射的疼痛至膝以上，极少数患者疼痛可延及小腿的外侧，但并不因腹压增高（如咳嗽、喷嚏等）而加重。

（3）于第三腰椎横突尖端有明显的局部压痛，定位固定，是本综合征的特点，有的病例可及第三腰椎横突较长，其尖端处可触及活动的肌肉痉挛结节，在臀大肌的前缘可触及紧张痉挛的臀中肌，局部压痛明显。

【治疗】症状较轻者，用按摩手法、小针刀松解、封闭疗法、理疗及外敷药物及口服消炎镇痛药物均有效。经保守疗法无效时，对于反复再发或长期不能治愈者，可考虑手术切除过长的横突尖及周围的炎性组织，术中可同时松解受压的股外侧皮神经，该方法现今仍有争议。

【预防】

（1）对于腰部急性损伤要及时医治。

（2）注意纠正不良姿势。

（3）腰部可束腰带以资护腰，宜睡硬板床。

（4）保暖，避免疲劳。

13 怎样认识腰椎椎管狭窄症

腰椎椎管狭窄症，是指各种原因引起椎管各径线缩短，压迫硬膜囊，脊髓或神经根，从而导致相应神经功能障碍的一类疾病。它是导致腰痛及腰腿痛等常见腰椎病的病因之一，又称腰椎椎管狭窄综合征，多发于40岁以上的中年人。安静或休息时常无症状，行走一段距离后出现下肢痛、麻木、无力等症状，需蹲下或坐下休息一段时间后缓解，方能继续行走。随病情加重，行走的距离越来越短，需休息的时间越来越长。

椎管是由多个脊椎的椎孔（由椎体和椎弓围成）纵行连接而成。因内藏脊髓，又称为脊髓管。椎管的前壁为椎体、椎间盘、后纵韧带；侧壁为椎弓根、椎间孔和黄韧带；后壁为椎板、关节突和弓间韧带的大部分。椎管壁的韧带组织，有极其丰富的血管和神经分布。腰部椎管的主要作用，是保护脊髓及马尾神经根。

【病因】

(1)原发因素:由于先天发育因素所致的椎管腔狭小,称为原发性椎管狭窄,临床比较少见。如全腰椎椎板增厚、腰椎椎弓崩裂、隐性脊椎裂等。椎管与椎体的比例,在X线拍片上的测量不够精确,故多在椎管造影时进行测量。

(2)继发因素:为后天多种因素引起的椎管狭小,多数继发性椎管狭窄的病例,原来就有发育性狭窄。如椎弓根过短、椎板肥厚、关节突肥大等。在发育过程中,这些结构自继发增生性改变,易出现椎管狭窄的症状与体征。黄韧带肥厚是引起椎管狭窄的多见原因,腰部黄韧带的正常厚度为4毫米,若其厚度超过4毫米,则为增厚。椎板厚度超过7毫米者,即为肥厚的表现。

【临床表现】

本病起病多隐匿,病程缓慢,好发于40～50岁的男性。引起狭窄的病因十分复杂,依据其临床狭窄部位的不同,患者典型的症状可包括:长期腰骶部痛、腿痛,双下肢渐进性无力、麻木,间歇性跛行,行走困难。其中麻木可由脚部逐渐向上发展到小腿、大腿及腰骶部,腹部出现束带感,严重时出现大、小便异常,截瘫等。做腰部过伸动作可引起下肢麻痛加重,此为过伸试验阳性,是诊断椎管狭窄症的重要体征。

【诊断】

(1)腰腿痛。长期多次反复地腰痛,有时可放射到下肢。

(2)间歇性跛行。当患者站立或行走时,出现腰酸痛、腿痛或麻木、无力、抽筋,并逐渐加重以致不能继续行走。坐下或蹲下几分钟后上述症状消失并可继续步行,因有间歇期,故名间歇性跛行。

(3)感觉异常。部分患者可有下肢麻木、冷感、乏力、某些肌肉萎缩以及鞍区麻木。

(4)二便异常。大、小便失禁或尿急或排尿困难等症状。

(5)腰过伸试验。做腰部过伸动作可引起下肢麻痛加重,此为过伸试验阳性,是诊断椎管狭窄症的重要体征。

(6)X线检查。一般需要拍摄腰椎正侧位、斜位X线片。有时需加摄过伸过屈侧位片。可见椎间隙狭窄、骨质增生、椎小关节骨性关节炎改变等,多见于腰$_{4\sim5}$与腰$_5$～骶$_1$。腰椎管的横径小于20毫米,前后径小于15毫米，为椎管狭窄；椎管前后径乘横径与椎体前后径乘横径的比例，正常为1∶4.5，如椎管径比例小于此数者，应考虑椎管狭窄的可能。

(7)CT检查。可见矢状径小于12毫米，有向后延伸的骨刺等，一般取腰$_{4\sim5}$、腰$_5$～骶$_1$的小关节水平摄CT片。

【治疗】腰椎管狭窄症轻型及早期病例以非手术疗法为主，无效者则需行手术椎管减压加固定融合术。

(1)非手术疗法。

1)传统的非手术疗法主要包括：①腹肌锻炼。②腰部保护。③对症处理，即理疗推拿按摩、药物外敷等。

2)药物治疗。主要应用中医药进行治疗。

3)硬膜外封闭术。对一部分患者效果明显，可明显减轻间歇性跛行症状。

(2)手术治疗。手术治疗主要适用于：经非手术治疗无效者；出现明显的神经根症状；对于继发性腰椎椎管狭窄，进行性加重的腰椎滑脱及伴有腰椎侧凸或后凸者，已伴有相应的临床症状和体征。

1)减压的病例，可以采用传统常规治疗方式，包括椎板开窗、半椎板切除、全椎板切除等，也可以采用微创技术治疗。

2)对于需要“减压加固定”病例，可以采用传统常规治疗方式，也可以采用微创技术治疗。而融合技术可以选用横突间后外侧融合技术、椎板间后侧融合技术、椎间融合技术等。

【预防】腰椎管狭窄症的预防实际上是腰椎退行性病变的预防。

(1)腰的保护。睡床要软硬适中，避免腰部受到风、寒侵袭，避免腰部长时间处于一种姿势。

(2)腰的应用。正确用腰，搬抬重物时应先下蹲，用腰时间过长时应改变腰的姿势，多做腰部活动，防止逐渐发生劳损。

(3)腰部保健运动。坚持腰的保健运动，经常进行腰椎各方向的活动。

14 腰骶椎变异与腰痛有什么关系

移行脊椎系脊柱先天性发育变异，各段脊柱交界处互有移行现象，出现部分或全部具有邻近脊椎骨的形态结构，整个脊椎骨的总数不变，而各段脊椎骨的数目互有增减，或称之为“过渡脊椎”或移行椎，多发生于腰骶段。移行椎，是指某段椎骨数目的增减。包括腰椎骶化和骶椎腰化。

(1)第5腰椎骶化：即第5腰椎与第1骶椎形成骨性连接。在脊柱的所有椎间关节中，腰骶关节最易遭受损伤。正常的第5腰椎，位于两侧髂骨之间，借强大的髂腰韧带固定于骶骨。若第5腰椎骶化，无髂腰韧带固定的第4腰椎乃变成了一个活动的末节腰椎，第4、第5腰椎的椎间关节乃变成了腰骶关节。因此，位于髂骨嵴平面，成为腰骶关节的第4椎间关节，由于无强大的髂腰韧带固定，故容易因暴力而损伤。

(2)第1骶椎腰化：即第1、第2骶椎未能形成骨性融合。构成骶髂关节的骶骨关节面，乃分成两个部分：一是能够活动的腰化的第1骶椎，二是互相融合的第2、第3骶椎。因此减弱了骶髂关节的稳定性，成为骶髂关节损伤的内在因素。

(3)第5腰椎横突骶化：多形成假关节，常见于单侧，可无症状。若在长期活动中产生骨关节的炎性改变，挤压或牵拉附近的筋肉组织和神经根时，可出现疼痛。单侧横突骶化，易引起腰痛，可能与结构的不平衡有关。若双侧横突骶化，限制了腰骶关节的活动，则会增加椎间关节的损伤机会。

15 内科、妇科疾病所致的腰痛有何表现

除小儿外，可发生于任何年龄。以腹痛为主(先有腹痛)，伴有慢性腰背部酸痛。有内科、妇科疾病历史。

内科、妇科疾病引起的腰痛，如腹腔的消化道、胆道、胰脏病变引起的腰背痛，均以腹痛为主(见内脏的牵扯痛)。盆腔脏器的炎症、疼

痛多在腰骶部，多呈钝痛、隐痛或酸困痛，痛点不集中。腰痛的发作与炎症有关，但仍以小腹部疼痛为主，不能确诊。必要时应做内科、妇科检查，以助诊断。

中医保健篇

1 古代医家对腰痛有哪些论述

“腰痛”是中医学病名，出自《素问·刺腰痛论》。即腰部疼痛。中医腰痛的认识，有别于现代医学。中医学的腰痛是以腰部疼痛为主症的一类病证，也可为某些病证的一个症状，包括西医学的一类病名及症状，如腰部肌肉、韧带、椎间盘和关节损伤或病变，以及某些疾病如风湿病、肾脏疾患乃至盆腔疾患等均可致腰痛的疾病。

腰痛亦被称为腰背痛、腰脊痛、腰股痛、腰尻痛等。其病变多与肾脏、足太阳膀胱经、督脉有关。腰又为人身俯仰转侧之枢纽，跌仆、闪挫等外伤损伤经脉亦可引发腰痛。腰痛病性亦有虚实之分，如《七松岩集·腰痛》所云：“然痛有虚实之分，所谓虚者，是两肾之精神气血虚也，凡言虚证，皆两肾自病耳。所谓实者，非肾家自实，是两腰经络血脉之中，为风寒湿之所侵，闪肭挫气之所得，腰内空腔之中，为湿痰瘀血凝滞，不通而为痛。”腰痛与风寒湿等因素密切相关，《黄帝内经》认为腰痛可由外感风寒湿邪侵袭腰部，阻滞经脉气血之运行所引起。腰部为人身之重要关节，故肾精亏虚，不能充养于腰部，多可见腰部活动不利而疼痛，转侧不能等症。《素问·脉要精微论》云：“腰者肾之府，转摇不能，肾将惫矣。”王肯堂在分析腰痛证之“标本”时认为：“（腰痛）有风、有湿、有寒、有热、有闪挫、有瘀血、有滞气、有痰积，皆标也；肾虚，其本也。”（见《证治准绳·杂病》）

腰痛是临床常见症状，表现于腰部一侧或两侧疼痛。腰为肾之府，足少阴肾经循行“贯脊属肾”，腰痛与肾及腰脊部经脉、经筋、络脉病损相关。腰痛是由多种疾病引起的症候,《黄帝内经》论述此证,常兼见“转摇不能”、“不可以俯仰”、“不可以顾”等症,而痛的部位则可“痛引脊内廉”、引项背,引膺及腰以下部位疼痛;腰痛的性质,则有“腰痛如引带,常如折腰状”、“痛如小锤居其中”、“腰中如张弓弩弦”(胀痛)等不同。腰为肾之府,经脉大多贯络于肾及腰背部位,故久病、年老及劳乏过度、房事不节、腰脊椎病,或感邪、情志、外伤等因素均可引起腰痛。急性腰痛以闪挫、外伤及感受外邪、腰脊椎病较为多见;慢性腰痛,则以内伤、虚损为常见。前者宜祛邪疏通为主,后者治以补虚益肾强筋法。《景岳全书·杂证》云:“腰痛证,凡悠悠戚戚,屡发不已者,肾之虚也;遇阴雨或久坐痛而垂者,湿也;遇诸寒而痛及喜暖而恶寒者,寒也;遇诸热而痛及喜寒而恶热者,热也;郁怒而痛者,气之滞也;忧愁思虑而痛者,气之虚也;劳动即痛者,肝肾之衰也。辨其所因而治之。”

2 腰痛,中医如何辨证论治

腰痛分虚实论治,虚者以补肾壮腰为主,兼调养气血;实者祛邪活络为要,针对病因,施之以活血化瘀、散寒除湿、清泻湿热等法。虚实兼夹者,分清主次,标本兼顾治疗。

(1)寒湿腰痛:临床表现特点与寒湿之邪致病性质有关,而见关节强直,屈伸不利;“腰背沉重,行动不便,腰痛如折,难以忍受”。“感于寒,则患者关节禁锢,腰椎痛,寒湿推于气交而为疾也。”(《素问·六元正纪大论》)临床多用散寒祛湿、通络止痛之法。

【症状】腰部冷痛重着,转侧不利,逐渐加重,每遇阴雨天或腰部感寒后加剧,痛处喜温,得热则减,苔白腻而润,脉沉紧或沉迟。

【治法】散寒除湿,温经通络。

【方药】渗湿汤。

方中干姜、甘草、丁香散寒温中,以壮脾阳;苍术、白术、橘红健脾燥湿;茯苓健脾渗湿。诸药合用,温运脾阳以散寒,健运脾气以化湿利湿,故寒去湿除,诸症可解。

寒甚痛剧,拘急不适,肢冷面白者,加附子、肉桂、白芷以温阳散寒。湿盛阳微，腰身重滞，加独活、五加皮除湿通络。兼有风象，痛走不定者，加防风、羌活疏风散邪。病久不愈，累伤正气者，改用独活寄生汤扶正祛邪。

寒湿之邪，易伤阳气，若年高体弱或久病不愈，势必伤及肾阳，兼见腰膝酸软、脉沉无力等症，治当散寒除湿为主，兼补肾阳，酌加菟丝子、补骨脂、金毛狗脊，以助温阳散寒。

本证配合温熨疗法效果较好。以食盐炒热，纱布包裹温熨痛处，冷则炒热再熨，每日 4 次左右；或以坎离砂温熨患处，药用当归 38 克、川芎 50 克、透骨草 50 克、防风 50 克、铁屑 10 千克，上 5 味，除铁屑外，余药加醋煎煮 2 次，先将铁屑烧红，以上煎煮液粹之，晾干，粉碎成粗末，用时加醋适量拌之，外以纱布包裹敷患处。

(2)湿热腰痛：临床表现特点与湿热"重浊黏滞"致病性质有关，故见腰部重坠胀痛而热，好像有根横木梗阻在里面，使人烦躁不安，严重时可伴有遗尿。"散脉令人腰痛而热，热甚生烦，腰下如有横木居其中，甚则遗溲。"(《素问・刺腰痛论》)多以清热利湿、宣络止痛之法治疗。

【症状】腰髋弛痛，牵掣拘急，痛处伴有热感，每于夏季或腰部着热后痛剧，遇冷痛减，口渴不欲饮，尿色黄赤，或午后身热，微汗出，舌红苔黄腻，脉濡数或弦数。

【治法】清热利湿，舒筋活络。

【方药】加味二妙散。

方中以黄柏、苍术辛开苦燥以清化湿热，绝其病源；防己、革薢利湿活络，畅达气机；当归、牛膝养血活血，引药下行直达病所；龟板补肾滋肾，既防苦燥伤阴，又寓已病防变。诸药合用，寓攻于补，攻补兼施，使湿热去而不伤正。

临证多加土茯苓、木瓜以渗湿舒筋，加强药效。热重烦痛，口渴尿赤者，加栀子、生石膏、银花藤、滑石以清热除烦。湿偏重，伴身重痛、纳呆者，加防己、革薢、蚕沙、木通等除湿通络。兼有风象而见咽喉肿痛，脉浮数者，加柴胡、黄芩、僵蚕发散风邪。湿热日久兼有伤阴之象者，加二至丸以滋阴补肾。

(3)瘀血腰痛：临床表现特点与瘀血致病表现肿块，刺痛，功能障碍的特点有关，而见腰部患处突然怒胀发肿，腰痛剧烈，好像小锤在里面敲击；腰痛不可以俯仰，活动障碍，仰则要跌倒。“衡络之脉令人腰痛，不可以俯仰，仰则恐仆，得之举重伤腰，衡络绝，恶血归之。”（《素问・刺腰痛论》）其病因病机乃为闪挫或用力举重伤腰，脉络受损，瘀血阻滞，气血不通所致之腰痛。多用活血化瘀、通络止痛之法治之。

【症状】痛处固定，或胀痛不适，或痛如锥刺，日轻夜重，或持续不解，活动不利，甚则不能转侧，痛处拒按，面晦唇暗，舌质隐青或有瘀斑，脉多弦涩或细数。病程迁延，常有外伤、劳损史。

【治法】活血化瘀，理气止痛。

【方药】身痛逐瘀汤。

方中以当归、川芎、桃仁、红花活血化瘀，以疏达经络；配以没药、五灵脂、地龙化瘀消肿止痛；香附理气行血；牛膝强腰补肾，活血化瘀，又能引药下行直达病所。诸药合用，可使瘀去壅解，经络气血畅达而止腰痛。

因无周身疼痛，故可去原方中之秦艽、羌活，若兼风湿痹痛者，仍可保留应用，甚至再加入独活、威灵仙等以兼祛风除湿。若疼痛剧烈，日轻夜重，瘀血痼结者，可酌加地鳖虫、穿山甲协同方中地龙起虫类搜剔、通络祛瘀作用。由于闪挫扭伤或体位不正而引起者，加乳香配方中之没药以活络止痛，加青皮配方中香附以行气通络之力，若为新伤也可配服七厘散。有肾虚之象而出现腰膝酸软者，加杜仲、川续断、桑寄生以强壮腰肾。

本证也可配合膏药敷贴。如阿魏膏外敷腰部，方由阿魏、羌活、独活、玄参、官桂、赤芍、穿山甲、苏合香油、生地、豭鼠矢、大黄、白芷、天麻、红花、麝香、土木鳖、黄丹、芒硝、乳香、没药组成。或外用成药红花油、速效跌打膏等。

配合推拿与理疗，也会取得较好的疗效。

（4）肾虚腰痛：肾气充盛，温养经脉，则腰脊强健，俯仰转侧自如；肾气不足，经脉失去温煦，则腰脊冷痛，软弱无力，俯仰转侧不便，临床表现特点除腰痛主症外，伴有阳虚内寒的一些证候，则见四肢厥逆不温；阳虚阴盛，迫阳于外，故“左脉浮而迟”；肾志为恐，故而“善恐”；

肾气不足，膀胱失约，故表现“时遗溲”。“足少阴之别，其病虚则腰痛。”(《灵枢·经脉篇》)腰为肾之府，当病为腰痛。临床多以温补肾气(阳)之法治疗。

【症状】腰痛以酸软为主，喜按喜揉，腿膝无力，遇劳则甚，卧则减轻，常反复发作。偏阳虚者，则少腹拘急，面色㿠白，手足不温，少气乏力，舌淡脉沉细；偏阴虚者，则心烦失眠，口燥咽干，面色潮红，手足心热，舌红少苔，脉弦细数。

【治法】偏阳虚者，宜温补肾阳；偏阴虚者，宜滋补肾阴。

【方药】偏阳虚者以右归丸为主方温养命门之火。方中用熟地黄、山药、山茱萸、枸杞子培补肾精，是为阴中求阳之用；杜仲强腰益精；菟丝子补益肝肾；当归补血行血。诸药合用，共奏温肾壮腰之功。

偏阴虚者以左归丸为主方以滋补肾阴。方中熟地黄、枸杞子、山茱萸、龟板胶填补肾阴；配菟丝子、鹿角胶、牛膝以温肾壮腰，肾得滋养则虚痛可除。若虚火甚者，可酌加大补阴丸送服。如腰痛日久不愈，无明显的阴阳偏虚者，可服用青娥丸补肾以治腰痛。

肾为先天，脾为后天，二脏相济，温运周身。若肾虚日久，不能温煦脾土，或久行久立，劳力太过，腰肌劳损，常致脾气亏虚，甚则下陷，临床除有肾虚见证外，可兼见气短乏力，语声低弱，食少便溏或肾脏下垂等。治当补肾为主，佐以健脾益气，升举清阳，酌加党参、黄芪、升麻、柴胡、白术等补气升提之药，以助肾升举。

3 近代名医治疗腰痛有哪些经验

名老中医郭维淮是洛阳平乐郭氏正骨第六代传人，白求恩奖章获得者，全国著名骨伤科专家。郭老认为，慢性腰腿痛的病因病机比较复杂，无论是外力致伤或是风寒湿邪浸淫都与肾亏气虚有关。腰为肾之腑，肾为精之处、气之根，腰部扭挫，气必为之震，震则激，激则壅，壅则气滞而血瘀，经络不通而痛。《景岳全书》中“凡病腰痛者，多由真气不足”的论述正是对腰腿痛病理本质的高度概括。郭老根据慢性腰腿痛的发病机制将其分为以下四型进行论治：

(1)气滞血瘀型：多有明显外伤史，发病突然。临床表现为典型的斜身、突臀、扭腰姿势，腰肌强直不能屈伸。查体腰部活动功能明显受限，侧屈活动两侧不等。一侧腰肌紧张或痉挛，椎旁有压痛并向同侧下肢放射，咳嗽时疼痛加重。舌质暗紫或显瘀点，脉沉涩。

X线检查可见腰椎生理前凸消失，椎间隙不等宽。CT检查多提示为椎间盘突出或膨出症。

此型因外伤或劳累，气血郁滞于腰脊，治宜活血祛瘀、益气通经。

药用活血益气通经汤：黄芪30克，当归10克，续断12克，苍术12克，柴胡10克，红花5克，桃仁6克，全蝎10克，僵蚕10克，独活10克，秦艽10克，桑寄生12克，香附15克，威灵仙10克，甘草3克。每日1剂，水煎服。同时，配合平乐七珠展筋散背部按摩，加单腿压腰法练功。

(2)慢性劳损型：多有过劳或轻度扭伤史（如久坐、久立、半弯腰劳动或长期以某一固定姿势劳动或学习），开始疼痛较轻，并有沉困酸胀感。腰部活动不灵，站起时腰不能马上挺直，以后逐渐加重及至腰部活动明显受限。查体脊椎两旁均有压痛，无放射痛。舌质鲜红，苔薄白或薄黄，脉弦细。

X线检查可见椎体有不同程度的骨质增生，常有小关节变尖。

此型多因劳则气伤，气虚则血虚，气血不得营养筋骨，治宜补气养血、强筋壮骨。

药用加味补中益气汤：黄芪30克，党参15克，当归10克，升麻4克，续断12克，香附15克，乌药6克，威灵仙10克，生白术15克，独活12克，桑寄生12克，狗脊12克，何首乌20克，甘草3克。每日1剂，水煎服。同时配合腰背肌功能锻炼。

(3)气虚肾亏型：多见于中老年人，无明显外伤史。轻者腰部酸困，重着腰部板硬不能挺直，转则困难，双下肢酸困沉重。可兼有小腿外侧麻木、感觉减退或头晕乏力。劳动后症状加重，与天气变化无关。查体脊椎旁轻度压痛或无明显压痛点。舌质淡，苔薄白，脉细数。

X线检查可见腰$_{4\sim5}$或腰$_{5}$～骶$_{1}$椎体滑脱或腰骶椎隐性裂，或有不同程度骨质增生。

此型多因年老体衰，气虚肾亏，督脉失养，治宜益气养督、补肾强腰。

药用加味补肾止痛散：黄芪 30 克，党参 12 克，何首乌 25 克，当归 12 克，续断 12 克，狗脊 12 克，杜仲 10 克，补骨脂 6 克，生白术 5 克，升麻 6 克，桑寄生 12 克，威灵仙 10 克，甘草 3 克。下肢麻木者，加苍术 12 克，柴胡 10 克，全蝎 10 克，僵蚕 10 克，以疏肝祛风；兼有头晕、全身乏力者，加女贞子 20 克，白芍 12 克，茯神 15 克，五味子 5 克，以滋阴养血安神。每日 1 剂，水煎服。

(4)风湿痹阻型：多因劳动后汗出、涉水或睡卧湿地而致腰部感受风寒湿邪而发病。

此型多因风、寒、湿三气杂合，痹阻经络，气血不通。

1)寒邪胜者，其痛甚，兼腰部沉困作胀，遇热则轻，遇冷则重。治宜温通经络、活血止痛。

药用加味何首乌散：何首乌 30 克，当归 10 克，川芎 6 克，白芍 10 克，羌活 10 克，独活 12 克，香附 15 克，延胡索 10 克，桑寄生 12 克，牛膝 6 克。

2)风邪胜者，其痛游走，或左或右无定处，多有下肢麻木。治宜补气养血、镇惊祛风。

药用：黄芪 30 克，党参 15 克，当归 10 克，续断 12 克，僵蚕 10 克，琥珀 10 克，桑寄生 12 克，秦艽 10 克，威灵仙 10 克，香附 15 克，甘草 3 克。

3)湿邪胜者，自觉腰部沉痛如折，但活动无明显障碍。治宜温通经络、除风祛湿。

药用：黄芪 30 克，党参 12 克，炒白术 12 克，茯苓 12 克，苍术 10 克，泽泻 12 克，秦艽 12 克，防己 10 克，香附 15 克，乌药 6 克，细辛 3 克，牛膝 10 克，甘草 3 克。每日 1 剂，水煎服。同时加强功能锻炼，调适起居。

4 传统中医是如何治疗腰痛的

(1)寒湿腰痛：肾着汤加味。

基本方(干姜、甘草、茯苓、白术)临证可加桂枝、牛膝、杜仲、桑寄生、续断，若寒邪偏重则以冷痛为主，可加附子；若湿邪偏重则痛而沉重为著，苔厚腻，可加苍术；若腰痛夹有风邪合独活寄生汤加减；合并有肾阳虚加菟丝子、破故纸。

(2)湿热腰痛：四妙丸加减。

基本方(苍术、黄柏、薏苡仁、牛膝)可加栀子、木瓜、络石藤、泽泻、女贞子、旱莲草。

(3)瘀血腰痛：身痛逐瘀汤加减。

基本方(当归、川芎、桃仁、红花、没药、五灵脂、香附、牛膝、地龙)可加地鳖虫，如有周身痹痛可加秦艽、羌活；兼有风湿加独活、金毛狗脊；兼有肾虚，可加杜仲、续断、熟地黄；如有明显体位不当、用力不当之闪扭病史，加乳香、青皮。

(4)肾虚腰痛：阳虚用右归丸加减。

基本方(熟地黄、山药、山茱萸、鹿角胶、枸杞子、杜仲、菟丝子、当归)；阴虚用左归丸加减(地黄、枸杞子、山茱萸、龟板胶、菟丝子、鹿角胶、牛膝)，临证可酌加党参、黄芪、升麻、柴胡、白术之品。无明显阴阳偏虚者可服青娥丸(补骨脂、杜仲、胡桃肉、大蒜头)。

5 腰痛患者如何选用中成药治疗

(1)肾虚型腰痛：表现为腰背酸痛，腰膝酸软，劳累后加剧，休息后减轻。肾阳虚者兼见畏寒怕冷，精神萎靡，大便溏泻，小便清长，或夜尿频多，阳痿早泄，面色苍白，手足不温，局部喜暖喜按。肾阴虚者兼见两颧潮红，潮热盗汗，头晕耳鸣，口干咽燥，大便干结，小便短赤，失眠多梦，心烦易怒。病久可致阴阳两虚，而兼见肾阴虚与肾阳虚的症状。肾阳虚者可选用金匮肾气丸、青娥丸、益肾补骨液、益肾蠲痹丸等。肾阴虚者可选用六味地黄丸、左归丸、大补阴丸、二至丸等。阴阳两虚者可选用无比山药丸、河车大造丸、十补丸、斑龙丸等。

常用药物的组成及适应证：

1)金匮肾气丸：由熟地黄、山茱萸、怀山药、茯苓、牡丹皮、泽泻、附子、肉桂等组成。具有温补肾阳、散寒利水的功效。用法：8片/次，3次/日。重证可加倍服用。主治：肾阳虚腰痛。

2)青娥丸:由补骨脂、熟地黄、大茴香、萆薢、青盐、杜仲、巴戟天、核桃肉等组成。具有温补肾阳的功效。用法:3～4.5 克/次,3 次/日。主治:肾阳虚腰痛。

3)益肾补骨液:由黄芪、当归、熟地黄、仙灵脾、煅自然铜等组成。具有温阳补肾、益气养血、接骨续筋的功效。用法:15 毫升/次,3/日。主治:肾阳虚腰痛。

4)益肾蠲痹丸:由仙灵脾、地龙、地鳖虫、全蝎、蕲蛇等组成。具有温阳补肾、散寒除湿、舒筋活络的功效。用法:8 克/次,3 次/日。主治:肾阳虚腰痛。

5)六味地黄丸:由熟地黄、山茱萸、怀山药、茯苓、牡丹皮、泽泻等组成。具有滋阴补肾的功效。用法:8 片/次,3 次/日。主治:肾阴虚腰痛。

6)左归丸:由熟地黄、山茱萸、怀山药、龟板、枸杞子、菟丝子、杜仲等组成。具有滋肾填精的功效。用法:6 克/次,3 次/日。主治:肾阴虚腰痛。

7)大补阴丸:由黄柏、知母、熟地黄、龟板、猪脊髓等组成。具有滋阴降火、益肾填精的功效。用法:3～6 克/次,3 次/日。主治:肾阴虚腰痛。

8)二至丸:由女贞子、旱莲草组成。具有滋阴补肾的功效。用法:6～9 克/次,3 次/日。主治:肾阴虚腰痛。

9)无比山药丸:由山药、山茱萸、杜仲、肉苁蓉、菟丝子、牛膝、茯苓、巴戟天、泽泻、熟地黄、赤石脂、五味子等组成。具有滋阴补阳、益肾填精的功效。用法:3～6 克/次,3 次/日。主治:阴阳两虚腰痛。

10)河车大造丸:由党参、熟地黄、黄芪、川续断、茯苓、虎骨、山茱萸、枸杞子、酸枣仁、杜仲、五味子、肉桂、牛膝、紫河车等组成。具有滋阴补阳、益肾填精的功效。用法:4.5 克/次,3 次/日。主治:阴阳两虚腰痛。

11)十补丸:由鹿茸、山茱萸、茯苓、牛膝、杜仲、远志、巴戟天、枸杞子、小茴香、五味子、肉苁蓉、石菖蒲等组成。具有滋阴补阳、益肾填精的功效。用法:6 克/次,3 次/日。主治:阴阳两虚腰痛。

12)斑龙丸:由鹿角胶、天冬、麦冬、牛膝、石菖蒲、知母、杜仲、龟板、补骨脂、肉苁蓉、黄柏、远志、枸杞子、山药、山茱萸、牡蛎、牡丹皮等组成。具有滋补肾中阴阳的功效。用法:3～6克/次,3次/日。主治:阴阳两虚腰痛。

(2)风寒湿痹型腰痛:表现为腰痛绵绵,坠胀作痛,重着不舒,阴雨天或遇冷后腰痛加剧,得暖则舒,兼见四肢不温,畏寒喜暖,腰背俯仰不利。可选用风湿液、大活络丸、活络效灵丹、追风透骨丸等。

常用药物的组成及适应证:

1)风湿液:由鳖甲胶、鹿角胶、独活、红花等组成。具有祛风除湿、活血舒筋的功效。用法:10～15毫升/次,3次/日。

2)大活络丸:由地龙、全蝎、羌活、独活、胆南星、白芷、僵蚕、天麻、防风、川草乌、麝香等组成。具有舒筋通络、祛风除湿、活血散寒的功效。用法:1丸/日,分2次化服。

3)活络效灵丹:由丹参、当归、乳香、没药组成。具有活血舒筋的功效。用法:6～9克/次,3次/日。

4)追风透骨丸:由制川乌、制草乌、香附、川芎、麻黄、秦艽、当归、赤小豆、羌活、赤芍、细辛、制天南星、白芷、炒白术、制乳香、制没药、地龙、茯苓、桂枝、天麻、甘松、防风、朱砂、甘草组成。具有祛风散寒除湿、舒筋活血通络的功效。用法:6克/次,3次/日。

(3)瘀血型腰痛:表现为有腰部扭伤史,或有慢性腰部劳损的病史。腰部疼痛固定不移,经久不愈,入夜为甚,疼痛以针刺样疼痛为特征。局部疼痛拒按,得暖则舒,遇寒痛剧。久则可致肌肤甲错。可选用七厘胶囊、云南白药胶囊、三七粉、血府逐瘀胶囊等。

常用药物的组成及适应证:

1)七厘胶囊:由麝香、血竭、冰片、儿茶、乳香、没药等组成。具有活血化瘀、消肿止痛的功效。用法:2～3片/次,3次/日。

2)云南白药胶囊:具有活血化瘀、消肿止血的功效。用法:2片/次,3次/日。

3)三七粉:具有活血止痛、化瘀止血的功效。用法:3～6克/次,2～3次/日。

4)血府逐瘀胶囊:由生地黄、赤芍、当归、川芎、牛膝、桔梗、枳壳、生甘草、桃仁、红花、柴胡等组成。具有活血化瘀、行气止痛的功效。

用法:4～6片/次,3次/日。

6 治疗腰痛的常用中药经典汤剂有哪些

(1)肾虚型腰痛。

1)益肾汤:鹿角片10克,炙龟板10克,熟地黄15克,杜仲10克,川续断10克,桑寄生10克,五加皮10克,羌活10克,独活10克,防风10克,肉桂3克,山茱萸10克,怀山药15克。功效:益肾填精,祛风活络。主治:肾虚型腰痛。

2)滋阴活络汤:熟地黄30克,山茱萸10克,怀山药30克,菟丝子10克,枸杞子12克,桑寄生10克,当归10克,怀牛膝15克,炙龟板15克,独活10克,羌活10克,防风10克。功效:滋阴补肾,舒筋活络。主治:肾阴虚型腰痛。

3)益阳壮腰汤:熟地黄15克,山茱萸10克,怀山药15克,肉桂6克,熟附片9克,川续断10克,杜仲10克,桑寄生12克,细辛3克,鹿角片10克,麻黄3克。功效:补肾温阳,强筋健骨。主治:肾阳虚型腰痛。

(2)风寒湿痹型腰痛。

1)独活寄生汤:熟地黄15克,当归10克,川芎10克,白芍10克,秦艽10克,防风10克,细辛3克,肉桂6克,茯苓10克,杜仲10克,牛膝15克,党参20克,生甘草9克。功效:益气血,补肝肾,祛风湿,舒筋络。主治:风寒湿痹兼气血肝肾不足型腰痛。

2)蠲痹汤:五加皮10克,独活10克,羌活10克,乌梢蛇10克,川续断10克,桑寄生10克,川乌、草乌各6克,狗脊10克,地鳖虫6克,杜仲12克,防风10克,苍术15克,海桐皮10克。功效:祛风除湿,舒筋活血。主治:风寒湿痹型腰痛。

(3)瘀血型腰痛。

1)身痛逐瘀汤:秦艽3克,川芎6克,桃仁9克,红花9克,甘草6克,羌活3克,没药6克,当归9克,五灵脂6克,香附3克,牛膝9克,地龙6克。功效:活血化瘀,舒筋活络。主治:瘀血型腰痛。

2)桃红四物汤:桃仁9克,红花6克,赤芍10克,生地黄15克,川芎10克，当归10克。功效：活血化瘀，消肿止痛。主治：瘀血型腰痛。

7 治疗腰痛的民间单验方有哪些

(1)肾虚型腰痛。

1)骡子修下蹄爪甲，烧灰存性，研末，或黄酒或滚汤调服，甚效。

2)胡桃仁捣，和温酒顿服。

3)杜仲90克，浓煎水，煮羊腰子4枚至熟，加盐、椒做羹，空腹食之。

4)羊腰1对，去白筋切片，以盐腌去腥水，入杜仲9克，蒸酒服下。或用荷叶包火中煨食亦可。

5)用菟丝子(洗)30克、牛膝30克，酒浸于银器中，浸过5日，曝干为末。将原浸酒再入少量醇酒，做糊状和丸，如梧桐子大。每服空心酒下20丸。

6)鹿角屑，蜜浸，焙至少带黄色，晒干，捣筛为末90克，空心酒服1～3克，每日3服。

7)用补骨脂为末，温酒半升顿服。

(2)风寒湿痹型腰痛。

1)扫帚子9克，炒黄研末，用黄酒冲服，即止。

2)萆薢90克，杜仲30克，捣末，空心酒服6克，禁食牛肉。

3)羊脊骨1具，捶碎，熬取浓汁，和盐料食。

4)猪腰1对(洗净破开去白筋)，茯苓6克，切片夹入，蒸出自然汁(不用放水)，连腰食尽，其效如神。

5)白扁豆根洗净，不拘多少，酒煮服，立验。并可断根。

6)用威灵仙0.5千克，洗干，好酒浸7日，为末，面糊丸为梧桐子大，以浸药酒下20丸。

(3)瘀血型腰痛。

1)大茴香，研，以猪腰子剖开，掺末在内，湿纸裹煨熟，空心盐酒送下。

2)藕实6枚，炒黄色研末，以熟水半盏和服。

3)蒺藜子捣末，蜜丸，如胡豆大，酒服。每服 2 丸，每日 3 服。

8 如何用外敷膏药治疗腰痛

在日常生活中，人们遇到身体上关节或肌肉出现酸痛不适，首先会想到用膏药进行自疗。这也是大部分腰痛患者在腰痛发作时首先使用的自疗方法之一。膏药外贴在治疗腰痛方面有着独特的功效，具有操作简单、针对局部、副作用小等优点，对治疗急性腰扭伤、慢性腰肌劳损、腰背筋膜炎、腰椎间盘突出症、腰三横突综合征等腰痛疾患均有疗效。其治疗原理与热疗基本相同，同时运用中药渗透到局部组织从而起到活血化瘀、祛风止痛、舒筋活络的作用。

常用外敷疗法：

(1)湿敷法。

1)方一：取吴茱萸、黑附子、肉桂、干姜、川芎、苍术、羌活、独活、威灵仙、地鳖虫、全蝎、冰片各 10 克，细辛 6 克，红花 15 克，皂角 9 克，川椒 30 克。将上述药物烘干，研为细末、过筛，取生姜汁或酒调成膏状敷于患处。本方善治风、寒、湿三气所致关节痛。

2)方二：取丝瓜籽适量，研为细末，醋调成膏状，敷命门穴(背后两肾之间，在第 2 腰椎棘突下，与肚脐相对的位置)，上用塑料薄膜和纱布覆盖，胶布固定，每日换药 1 次。本方适用于湿热腰痛。

(2)熨敷法。取荆芥、防风、秦艽、丁香、肉桂、乳香、没药及胡椒各等量，共研细末。治疗时将药粉撒在患处皮肤上，取白布 2～3 块(醋浸)盖于药末上。再用 20 毫升注射器吸取 95%乙醇喷洒在白布上，然后点燃，并不断喷洒酒精，待患者感觉烫时吹熄，略凉后再度点燃(初次熨敷时不要太热，用此法应注意防烫伤)。反复 4～5 次即可结束一次治疗，一般可隔日进行，亦可每日进行。10 天 1 个疗程，停 5 天，继续下一个疗程。本方适用于急慢性腰扭伤、慢性腰劳损，也可适用关节扭伤、肌肉风湿病、骨折及脱臼的功能恢复阶段等。

(3)药酒拍打法。取桑寄生、杜仲、狗脊、川续断、白花蛇舌草、梧桐花、木香、当归、延胡索、乳香及没药各等份，浸于 45%～70%白酒中，每日搅拌，半月后使用。用时在患处蘸上药酒，拍打腰部。每日

1～2次，每次15分钟，本方对外伤性腰痛、腰肌劳损及风寒湿痹所致的腰痛均有较好的疗效。

(4)膏药。取伤湿止痛膏、麝香追风膏等，使用前将患处皮肤洗净擦干，贴于患处即可。贴的范围略超过病痛区域。如是固态的膏药，如狗皮膏、万应膏、损伤风湿膏等，先行烘烤，烊化后再贴于患处。有些软膏，如温经通络膏、舒经活络膏、伸筋膏等糊状物，用时直接涂布于皮肤上，以看不见痛处皮肤为度，外加纱布并包扎，按使用说明或医嘱定时更换。

目前市场上所出售的膏药品种繁多，其中药药理成分基本相同。腰痛患者可选择使用。在购买和使用之前首先要看清膏药是否有药准字号和生产厂家及生产日期(包括保质期)，包装是否有破损。膏药外贴部位可选择体表压痛点或根据经络穴位来选择。膏药外贴时间一般不超过8～12小时。如外贴时间过久，即便是正常的皮肤也会出现皮肤过敏，从而带来不必要的副作用。

在用膏药过程中，若局部皮肤有炎症或表皮破损，则不能使用膏药外贴治疗；若使用膏药后，局部皮肤出现红肿、水疱、瘙痒，则必须立即停止使用膏药治疗，去医院皮肤科就诊。

天和骨通贴剂、代温灸膏、麝香壮骨膏、关节镇痛膏、奇正消痛贴、筋伤宁贴剂等均有舒筋活血、祛风止痛、祛湿活络之功效。

9 怎样用手法治疗腰痛

通过力学作用于人体脊柱四肢骨关节和软组织特定部位，调节机体的解剖位置和机能状态达到治痛的目的。人体的腰背痛病大多属于软组织疼痛，手法具有独特的疗效，对于椎间盘突出和由于硬膜外脂肪结缔组织慢性炎性粘连所致的硬膜囊和神经根刺激压迫也有较好的松解作用。但是由于基础研究还不够深入，某些整骨疗法尚有一定的危险性，临床应用时必须采用符合人体脊柱生物力学原理的、规范的手法。

牵扳手法：适用于侧旁型或中央偏旁型椎间盘突出，该手法经生物力学实验结果表明，腰椎屈曲、拉伸与扭转复合应力使间盘突出物偏离神经根发生位移，主要机制是松解椎间盘突出物与神经根两者之间的炎性粘连，从而减轻或消除髓核突出对神经根和硬膜囊的刺激与压迫。

操作方法：患者俯卧位，双臂放于躯体两侧。以一条折叠式样的长宽布带从患者背部至腋下分别掏入，于其胸前交叉引出固定在床头（或以特制的胸部牵引带固定）。助手用双手握拿患侧下肢踝上部做对抗牵引（或在牵引床上由小腿固定套带启动牵引）。医者站立于患侧，以一手指按压在病损椎间棘突旁小关节处，此处既是椎旁压痛点，又是脊椎侧弯凸起点，另一手于健侧下肢膝上部扳提使髋部过伸。嘱助手逐渐牵伸患侧下肢，待术者指下觉有关节牵开感时，提健腿之手用力向患侧斜扳使腰部过伸并扭转，按压关节之拇指指下有骨性跳动感及伴连续“咔咔”声响，此乃软组织松解的弹响与粘连分离声。速将健肢放平于原位，操作完毕让患者卧床休息片刻，翻身后仰卧位保持 4 小时。每个病变节段只施行 1 次手法即可，每次治疗后须卧床 3 天，3 周内佩戴腰围。

10 如何用针灸法治疗腰痛

主要针对寒湿腰痛、腰肌劳损、肾虚腰痛的针灸治疗，其他腰痛可参照治疗。

治则：除湿散寒，补益肾气，通经止痛。

处方：肾俞、腰眼、委中。

方义：腰为肾之府，肾俞乃肾经经气转输之处，取之补益肾气，灸之可祛湿散寒；腰眼疏理局部筋脉，通经止痛；委中通调足太阳经气，通络活血止痛。

随症配穴：寒湿重配腰阳关，血瘀配水沟，肾虚配命门、三阴交。

毫针刺，根据病情虚实酌情补泻或平补平泻，或加艾灸，或拔火罐，每日 1 次，每次留针 30 分钟，10 次为 1 个疗程。

11 如何用耳针法治疗腰痛

选穴：腰骶椎、肾、神门。

方法：毫针刺患侧耳穴，针刺后嘱患者活动腰部，每次留针 30 分钟，每日 1 次，亦可揿针埋藏或王不留行籽贴压。

12 怎样用穴位注射法治疗腰痛

选穴：以痛点为主。

方法：地塞米松 5 毫升和普鲁卡因 2 毫升混合液，严格消毒后刺入痛点，无回血后推药液，每次每穴注射 0.5～1 毫升，每日或隔日 1 次。

13 腰痛怎样牵引治疗

腰椎间盘突出症以突出物的类型不同分为膨出、突出和脱出三种类型，以临床症状的轻重分急性期和缓解期。腰椎间盘突出症的患者，在第一次发病时，一般的医院均建议患者首先使用牵引治疗，牵引主要以机械的力度牵拉椎间隙，而减轻椎间盘的内压，使突出物对神经的压迫稍减轻，从理论上来讲是比较正确的，但临床的治疗效果并不尽如人意。这主要是由于牵引的力度因人而异，难以掌握；另一个是适应证的选择难以准确区分；再者是患者的配合问题。对于腰椎间盘膨出的患者，这时椎间盘内压力很高，通过牵引可以治愈，但牵引时应绝对卧床较为理想。如果牵引之后马上行走、坐车等又会恢复椎间盘内高压状态，造成牵引无效。牵引只适用于椎间盘膨出患者，如果椎间盘已造成突出和脱出，进行牵引完全无效，并且有可能加重患者症状。在急性期腰椎间盘突出者中，牵引为禁忌证。因为患者在急性期时，由于神经根的水肿和炎症刺激，会引起腰背肌肉紧张、痉挛，如果这时牵引就会拉伤腰肌纤维，造成腰痛而加重临床症状。

14 怎样用封闭疗法治疗腰痛

封闭治疗分两种应用方法：一种为椎管内封闭，一种为神经根封闭。顾名思义，椎管内封闭是直接用药物注射到椎管内，神经根封闭是把药物注射在神经根周围。注射的药物以肾上腺糖皮质激素加局部麻醉为主。在激素的作用下，可以减轻和消除神经根的无菌性炎症和水肿；麻醉药物则为止痛，麻醉神经使其敏感性降低。我们都知道，腰椎间盘突出症为什么会导致腰腿痛，主要是由于腰椎间盘髓核压迫神经后导致神经根发生水肿和无菌性炎症，所以封闭的效果有很好止痛作用，还可使突出物萎缩变小，解除对神经根的压迫。

15 如何用针刀疗法治疗腰痛

目前用针刀疗法治疗腰腿痛已相当普及，针刀的类型也很多，这里介绍常用的水针刀和小针刀。

水针刀是将清朝年间张仲景医圣祠“刀针”与现代医学水针相结合，并柔和其他针刀疗法的精华，从而发展形成的一种可注射针灸用具。水针刀疗法作为传统医学九针疗法与现代医学水针疗法中西医合璧的后裔，是介于针灸疗法与开放性手术间非直视下的新型注射性微型外科手术，以软组织局部解剖学、立体解剖、动静态三维解剖学、生物力学、生物信息学、经络学说、无菌炎症学及动静态平衡学及中西药药理学为其理论基础。对软伤科疾病、脊柱相关性疾病的治疗具有广阔的前景。

小针刀疗法是在中医的针和西医的刀的基础上发展来的一种新的治疗方法，在治疗腰痛方面有较好的效果。小针刀是以针刀这种手术器械，在腰腿痛患者的痛点上进行剥离松解，以达到通则不痛的目的。

16 腰痛患者如何进行中医食疗

可根据不同症型选用食疗方法：

(1)寒湿痹阻型：患者饮食宜祛风除湿、蠲痹止痛为主，如全蝎、乌梢蛇、牛膝、当归、北黄芪、水蛇、蹄筋等，忌食肥甘及生冷之品，如通菜、芥菜等。

(2)湿热痹阻型：患者饮食宜清热利湿、通络止痛为主，如薏苡仁、冬瓜、木瓜、绿豆、芡实、丝瓜瘦肉汤，车前草煲猪小肚汤，白果煲鸡汤等，忌食煎炸热燥之品，如油条、烧鹅、烧鸡、酒等。

(3)气滞血瘀型：患者饮食宜行气活血、通络止痛为主，如木耳、西洋菜、三七煲猪脚筋汤、金针云耳蒸鸡等，鼓励患者多饮水，忌食辛辣肥甘厚腻之品。

(4)寒湿痹阻型：患者宜温经散寒、祛湿通络为主，如当归、生姜、羊肉、胡椒根等，忌生冷水果、芥菜等。

(5)肾阳虚衰型：患者饮食宜温补肾阳、温阳通痹为主，如狗肉，红枣、怀山药、桂圆煲鸡，当归、生姜煲羊肉汤，川续断、杜仲煲猪尾汤，忌食生冷瓜果及寒凉食物。

(6)肝肾阴虚型：患者饮食宜滋阴补肾、强筋壮骨为主，如鸡蛋、白鸽、龟鳖、露蜂房、莲子、百合煲瘦肉汤，冰糖炖雪耳或海参，忌食辛辣香燥之品，如烟酒、烧鹅等。

其他篇

1 腰椎间盘突出症为什么会疼痛

腰椎间盘突出症患者腰椎的退变也往往同时发生在腰部的其他组织，如腰椎间小关节、韧带、腰部肌肉等，造成这些组织局部的慢性炎症，引起疼痛。那么，究竟腰椎间盘突出症患者为什么会疼痛？

腰椎间盘突出症患者疼痛发生主要是由于突出、变性的髓核对邻近组织（主要为窦椎神经及脊神经根）的刺激与压迫，同时髓核内糖蛋白等生物物质溢出，释放组胺等引起局部化学性炎症，引起腰椎间盘突出症患者化学性和机械性神经根炎所致，引起或轻或重的慢性腰腿痛。而且腰椎间盘突出症患者腰椎的退变也往往同时发生在腰部的其他组织，如腰椎间小关节、韧带、腰部肌肉等，造成这些组织局部的慢性炎症，引起疼痛。

这些因素相互作用，互相加重，使腰椎间盘突出症患者进行性发展。腰椎间盘突出发作时疼痛难忍，给患者的生活造成很大的不便。

2 腰椎间盘突出症为什么会腰骶痛

腰骶疼痛腰椎间盘突出症患者，绝大部分有腰骶疼痛，腰骶疼痛一般出现在腿痛之前，临床上常表现“先腰痛，后腿痛”，虽然腰突症主要以下肢痛为主，但是腰骶疼痛临床中常见，发生腰骶疼痛的主要原因是椎管内外损伤的软组织，无菌性炎症的化学性刺激作用于椎间外层纤维环及后纵韧带中分布的窦椎神经纤维，引起腰骶疼痛。

3 什么是坐骨神经痛

坐骨神经痛是腰椎间盘突出症的主要症状，临床上表现为下肢坐骨神经走行、支配区域的疼痛。坐骨神经痛的原因是神经根或神经干周围存在慢性软组织损伤，并与之发生粘连，因受无菌性炎症的刺激出现下肢刺痛、串痛或放射痛。我们将坐骨神经痛分为根性疼痛和干性疼痛：根性疼痛一般受刺激位置在椎间孔周围或椎管内，为椎管内软组织损伤，无菌性炎症刺激所致；干性疼痛受刺激位置一般在坐骨神经出盆腔口处，为椎管外软组织损伤无菌性炎症刺激所致。鉴别这两种疼痛可做梨状肌紧张试验（患者仰卧位，伸直患肢，做内收内旋动作，若有坐骨神经放射痛，再迅速外展、外旋患肢，若疼痛立刻缓解即为阳性），试验阳性者多为干性疼痛，反之，则为根性疼痛。

4 腰椎间盘突出症为什么会出现间歇性跛行

腰椎间盘突出间歇性跛行表现为下肢疼痛、沉重随行走距离增长而加重，下蹲、脊柱前屈休息后，症状可暂时缓解。有间歇性跛行表现者多为椎管内软组织损伤，原因是硬膜囊外腔或神经根中的脂肪组织损伤，炎性刺激引起神经根充血水肿、缺血缺氧所致。当行走时，脊柱前凸、椎管容积减小，椎管内因脂肪损伤而受阻的静脉丛逐渐充血、回流受阻，加重了神经根的充血、水肿、因而随行走下肢症状加重。当下蹲、脊柱前屈时，椎管容积扩大，椎管内张应力减小，硬脊膜外腔静脉丛血流相对改善，而使症状暂时缓解。

5 腰椎间盘突出症为什么会出现下肢麻木和发凉的感觉

神经根疼痛主要是纤维环破裂释放出的化学物质的刺激造成的，麻木的感觉是神经根受物理性压迫引起的，二者都存在时一般以疼痛为主。在炎症基本消失或炎症不明显时则表现以麻木为主。肢体发凉的感觉是由于椎间盘突出时刺激了椎旁的交感神经纤维，反射性引起下肢血管壁的收缩，下肢血流量减少，患肢皮肤温度下降。

麻木和发凉的感觉在青壮年患者多发生于腰椎间盘突出症的后期，或经过一段时间的治疗以后。年龄较大的患者在发病初期就以麻木和发凉为主，疼痛倒不明显。

6 轻微的腰椎间盘突出症不治疗可以吗

腰椎间盘突出的时间一长，破裂的椎间盘可能会出现：黏多糖的含量减少，胶原纤维沉积增加，低分子的糖蛋白增加。其主要症状为：

(1)椎间隙变窄：当刚发生腰椎间盘突出时，该节段椎间盘未发生明显病变，椎间隙不会变窄。若长久不治会导致椎间盘组织变扁，从而使椎间隙也变窄了，导致身高降低。

(2)突出物脱水萎缩：突出的髓核组织及纤维环会丢失大量的水分，而逐渐萎缩变小。这一症状会减轻对周围组织及神经根的压迫和刺激，这就是腰椎间盘突出患者疼痛反复的原因，当然此时对腰椎间盘突出的恢复与治疗是有很大帮助的。

(3)纤维环钙化：长时间的突出，突出物会产生炎症反应，并逐渐形成纤维化，甚至与纤维环发生钙化形成局部钙化点。若不治疗会累及椎间盘的内部，完全钙化时，突出物可以变成骨性关节炎，患者疼痛会加剧，治疗相对来说也会比较困难。

综上描述，不难看出腰椎突出如果不治疗的话，可能会产生很多更严重的症状及并发症。

7 为什么现在年轻人容易患腰椎间盘突出症

腰椎间盘突出症，亦称髓核突出症，或腰椎间盘纤维环破裂症，是临床上较为常见的一种腰腿痛。运动或者劳动不当的确可以诱发腰椎间盘的突出，但是这种病的根本原因在于已经发生退行性病变的腰椎间盘不能承受外界的压力。

随着社会的不断发展，人们的生活习惯和节奏也有了很大的变化,随之而来,疾病也在不断变化着它们损伤的对象。以往,腰椎间盘突出症被认为是中老年高发的疾病,劳累或者运动不当造成的腰椎损伤有关,然而近年来,越来越多的年轻人,尤其是一些在工作中需要久坐的白领,成了这种疾病的新宠。这个跟现在的工作性质有关,大多部分人工作总是坐着,坐姿又不正确,上下班开车,缺乏锻炼运动。

8 腰椎间盘突出症会导致瘫痪吗

腰椎间盘突出是一种越来越高发的疾病,发病时常常令患者苦不堪言,那么,腰椎疾病严重的话会导致瘫痪吗?导致瘫痪的原因有很多,比如车祸、外伤、疾病等,而腰椎间盘突出就是可以导致瘫痪的疾病之一。

中央型腰椎间盘突出症是腰椎间盘突出的一种常见类型,此类型如治疗不当,则会导致瘫痪,造成截瘫的原因是突出的髓核压迫脊髓。因为腰$_2$以下的椎管内走行的不是脊髓,而是马尾神经,一般腰椎间盘突出(中央型)压迫马尾神经才会引起下肢截瘫。马尾神经是腰$_{2\sim5}$及骶神经、尾神经的终丝,这些神经负责传导下肢肌肉的运动,所以当这些神经受压时可引起截瘫。

椎间盘突出范围较大,神经根受压严重,时间长,导致神经麻痹,出现下肢相应部位肌肉瘫痪。较多见的是腰$_{4\sim5}$椎间盘突出,腰$_5$神经麻痹所致的胫前肌、腓骨长短肌和趾长伸肌麻痹,常表现为脚趾不能背伸,足下垂,踝关节不能背伸。而腰$_5$～骶$_1$神经麻痹所致小腿三头肌瘫痪少见,但肌力减弱仍常见。

9 为什么腰椎间盘突出症好发于腰$_{4\sim5}$椎间盘

腰椎间盘突出症可发生于任何一个椎间盘,但以腰$_{4\sim5}$椎间盘为多见,这主要是腰椎解剖结构和生物力学的特点决定的。在解剖上,腰椎段的后侧韧带由上而下宽度逐渐减小,在腰$_{4\sim5}$和腰$_5$～骶$_1$段的宽度只有上部的一半,而这两节腰椎承受着全身体重的60%,活动度又最大，最容易发生劳损和退变，也是发育变异发生率最多的部位，故椎间盘突出的可能性最大。在腰$_{4\sim5}$和腰$_5$～骶$_1$，以腰$_{4\sim5}$椎间盘发生突出的机会最多，占60%左右，腰$_5$～骶$_1$次之。其他椎间盘突出的发病机会依次为腰$_{3\sim4}$、腰$_{2\sim3}$，腰$_{1\sim2}$椎间盘突出的机会很少。

10 平时生活中怎样有效预防腰椎间盘突出

首先，平时要注意保持正确的站姿、坐姿、睡姿，以及劳动的合理性。坐在有靠背的椅子上时，应尽量将腰背紧贴椅背，以减少腰骶部肌肉的疲劳感。电脑操作者，还要确保坐时整个脚掌着地，不要经常跷二郎腿，这样会增加背部肌肉和韧带的持续负荷。

其次，久坐的人和一些特殊职业者，应该多进行体育运动，比如游泳、打球，增加背腹肌肉的力量。工作时也要尽量每隔一段时间站起来活动几分钟，这样可以使疲劳的背腹肌肉和韧带得到松弛。

另外，寒冷天气应注意保暖，风和冷是一种物理刺激，它使血管收缩，血流减缓，容易诱发疼痛，尤其是有过旧患的患者，寒冷天气是疾病复发的一个重要诱因。

11 为什么腰椎间盘突出症在冬季比较高发

(1)冬季天气寒冷，人体代谢减慢，组织退变加速，使得椎间盘退变加重。冬季气温降低，寒冷刺激会使周身血管收缩，血液运行缓慢，能使椎间盘内压力改变。冬季因自然条件，人们减少外出，在室内缺乏应有的运动锻炼，体质下降。

(2)冬季路面湿滑，易跌倒，因外伤导致急性椎间盘突出。冬季气候变干燥，人体含水量下降，椎间盘中水分丢失更严重，导致椎间盘弹性下降，退变突出。因寒冷人体肌肉紧张度增高，椎旁肌收缩导致椎间盘所承受的压力增大，椎间盘因负荷加大导致退变加速。腰椎间盘突出症的病因介绍脊柱病中医称为痹证，古人对此早有认识，曰：风寒湿三气杂至，合而为痹也。认为寒冷刺激是脊柱病冬季的诱发因素之一。

(3)冬季的气温下降,加上雨雪天气,很多人的出行变得极为不利,在日常的腰椎间盘突出症的康复保健时应该注意疾病的正确调养,从而帮助身体的健康维护。

12 髋关节痛是腰椎间盘突出引起的吗

髋关节疼痛可能是腰椎间盘突出引起的,但是并不是所有的患者都是腰椎间盘突出导致的,引起髋关节疼痛的疾病有以下几种:

第一,臀上皮神经卡压综合征,临床表现为腰部、臀部疼痛,严重情况下可能扩散到大腿或者其他部位,很少累及小腿部位,在髂后上棘外上方髂嵴缘下有明显的压痛点,少数患者可能同时伴有臀肌痉挛。

第二,女性腰疼还可能是一些妇科疾病引起的,比如宫颈炎、盆腔炎、卵巢囊肿等。

第三,腰椎间盘突出也是腰痛的主要原因之一,髋关节痛是腰椎间盘突出引起的,患者会感到明显的下腰痛和坐骨神经痛。

第四,股骨头坏死也会诱发髋关节疼,早期的股骨头坏死引起的腰疼会发生在髋关节处,而且出现腰痛,患侧臀部疼痛,多是由肌肉痉挛和神经反射因素引起。

13 腰椎间盘突出症需要做什么检查

(1)X线检查:腰椎间盘突出症患者,腰椎平片检查可见脊柱侧弯、腰椎前凸变得平直、椎间隙左右不等高或前窄后宽及椎间隙变窄等间接征象。一般作为腰椎间盘突出患者的常规检查。

(2)B超检查:B超检查使用于腰椎间盘突出症的诊断是近10年来的事,目前尚处于探索阶段。B超在各医院普及率高,操作简单,无痛苦,无创伤,可反复检查。有报道B超的准确率可达80%左右,B超还可和椎管造影相结合而提高诊断率。

(3)磁共振:可清晰显示椎间盘组织后突,压迫硬脊膜囊和脊髓的情况,以及有无静脉回流受阻、受压局部脊髓内有无囊性变等情况。

(4)肌电图检查:肌电图检查可记录神经肌肉的生物电活动,借以判定神经肌肉所处的功能状态,从而有助于对运动神经肌肉疾患的诊断。对神经根压迫的诊断,肌电图有独特的价值。通过测定不同节段神经根所支配的肌肉的肌电图,根据异常肌电位分布的范围,判断受损的神经根。再由神经根和椎间孔的关系,可推断神经受压的部位。

(5)CT 检查:可清晰显示椎体前、后缘的骨赘,硬脊膜囊、脊髓、神经根的受压部位和程度,测得椎管前后径和横径,还能了解椎间孔和横突孔有无狭小,椎板有无肥厚。

14 腰椎间盘突出症患者是否还要抽血检查

腰椎间盘突出患者在就诊时,有时医生除了要求拍 X 线片、CT 等检查外,还要求患者抽血检查。为什么要求检查血液呢?

这是因为很多疾病都可能引起不同程度的腰痛或腰腿痛的症状。在患者对医生诉说腰痛或腰腿痛的症状时,医生不但要根据临床症状、体征及查体的结果来判断病变的位置、性质,还要抽血检查排除其他疾病,以求诊断正确。临床上医生建议的血液检查主要项目如下:

(1)血沉:它是指红细胞在一定条件下沉降的速率。正常情况下红细胞在血浆中具有相对的悬浮稳定性,沉降极缓慢。临床上许多疾病血沉可明显增快,如急性细菌性感染、风湿热、范围较大的组织损伤及坏死、恶性肿瘤、贫血、高胆固醇血症等疾病都能使血沉增快。临床上腰椎间盘突出症患者做血沉检验,主要是与风湿病进行鉴别诊断。

(2)类风湿因子:类风湿因子是一种自身抗体,主要存在于类风湿关节炎患者的血清和关节液中,检查 RF 因子。患有类风湿关节炎的患者可出现类似腰椎间盘突出症的一些症状。

(3)抗“O”和 C 反应蛋白的测定:抗“O”为抗链球菌溶血素“O”测定,简称 ASO,它也是对风湿病鉴别诊断之一。其正常参考值为:

小于400单位，风湿性疾病的患者80%可见抗“O”增高。C反应蛋白能激活补体，促进吞噬和其他免疫调控作用，定性试验正常为阴性。当风湿热急性活动期时，可出现阳性。

通过各项血液检查结合临床症状，明显腰椎间盘突出症的诊断。如合并其他疾病时，应及时治疗以免贻误病情。

15 仅拍了X线片能否确诊腰椎间盘突出症

拍了X线片检查不能确诊腰椎间盘突出症，腰椎间盘突出症的确诊要包括临床症状、体格检查和影像学检查结果的综合考虑，并和其他疾病进行鉴别后才能诊断。X线片仅仅可以提示患者骨质变化，是否有骨质发育异常、骨质破坏情况、骨质增生情况等。

16 为什么一些医生要让做X线片、CT、MRI

X线片、CT、MRI检查各有优缺点，具有互补性。患者患了腰椎间盘突出到医院就诊首先会行X线片检查，可排除其他骨性病变。对于腰椎间盘突出症患者怀疑有骨质异常（狭部裂、骨骺离断）时考虑行CT检查。核磁共振成像技术（即MRI）是对于软组织（椎间盘突出部位、方向，脊髓神经根受压情况）检查方法，除了临床病史和体格检查，MRI已经是诊断腰椎间盘突出症的常用检查方法。

17 哪些检查可以诊断腰椎间盘突出症

没有一种检查可以诊断腰椎间盘突出症。医生对患者进行详细的病史采集和临床体格检查后，要结合相关检查结果，综合进行诊断。CT检查显示椎间盘突出的部位、大小、形态和神经根、硬脊膜囊受压移位的形象，同时可显示椎板及黄韧带肥厚、小关节增生肥大、椎管及侧隐窝狭窄等情况，并可以三维技术重建椎管与根管的立体形态。此外，用水溶性造影剂做脊髓造影与CT检查结合，能提高诊断的准确性。MRI检查对椎间盘突出症的诊断具有重要意义。通过不同层面的矢状面影像及所累及椎间盘的多方位影像，可以观察病变椎间盘突出的形态及其与周围组织的关系。对于不能行 MRI 检查患者，也可以进行脊髓造影检查，准确性也很高。

18 影像学检查正常就能排除腰椎间盘突出症吗

腰椎间盘突出症的诊断要综合临床症状（腰痛并下肢放射痛）、体格检查（神经受损后对应体征，感觉运动障碍，大、小便异常）、影像学检查（显示腰椎间盘突出的部位和方向，程度）一致的结果。影像学检查正常，不能完全排除腰椎间盘突出症。由于影像学检查均具有一定的假阳性比率，但是 MRI 检查对于诊断腰椎间盘突出症的假阳性率（10％以下）很低。

19 没有症状的腰椎间盘突出症也需要治疗吗

没有症状的腰椎间盘突出，如果仅仅是影像学检查结果，那么诊断并不能成立。如果诊断了腰椎间盘突出症，经过积极保守治疗后，症状消失。在日常生活中注意以下几点：①睡硬板床。睡硬板床可以减少椎间盘承受的压力 。②不要做过度弯腰的动作，提重物时不要弯腰，应该先蹲下拿到重物，然后慢慢起身，并避免长久弯腰和过度负重。③同一姿势不应保持太久，适当进行原地活动或腰背部活动。④游泳（蛙泳）、倒走等可以进行颈腰背部的肌肉力量练习。

20 有治疗腰椎间盘突出症的偏方、秘方吗

对于腰椎间盘突出的治疗没有秘方、特效药、偏方，患者患病后要进行正规的诊断，进行科学的治疗。治疗方法主要分为保守治疗、手术治疗。保守治疗主要是通过药物、休息、理疗以减轻症状，但是保守治疗不能从根本上解决腰椎间盘突出的问题。手术治疗适用于症状较严重，经严格的保守治疗无效，或症状反复复发、持续加重患者。同时手术方法也有很多种，医生会根据患者的年龄、性别、体重、

职业，主观要求以及腰椎间盘突出的程度、范围、神经受损的程度等综合因素选择手术方式。

21 哪些疾病易与腰椎间盘突出症相混淆？ 如何鉴别

(1)腰椎管狭窄症：间歇性跛行是腰椎管狭窄症典型症状，患者自诉步行一段距离后，下肢酸困、麻木、无力，必须蹲下休息缓解后，才可以继续行走。骑自行车可无症状，而且体格检查可以无明显阳性体征，除了症状和体征不同，MRI 检查可以帮助鉴别。

(2)腰椎结核：腰椎结核患者多有午后低热，夜间盗汗，消瘦伴有较长期的腰部持续性钝痛，体格检查可见腰部保护性强直，所有活动受限，实验室检查血细胞沉降率增快，X 线片显示骨质破坏程度，综合症状体征和影像学检查可与腰椎间盘突出症鉴别。

(3)脊柱肿瘤：一般为老年患者，可有原发身体其他部位肿瘤病史，持续夜间疼痛，X 线和 CT 检查可以明确骨质破坏情况，MRI 检查显示软组织受侵犯范围、大小。

(4)骨盆出口综合征：骨盆出口综合征是指坐骨神经经过盆腔出口时受到刺激或压迫所产生的与腰椎间盘突出症相似的症状，主要为坐骨神经干刺激症状，起始于臀部的沿坐骨神经行走的放射性疼痛，并伴有其支配区的运动、感觉或反射障碍。体格检查、影像学检查结果可以帮助鉴别，局部封闭也可鉴别腰椎间盘突出症。

(5)第三腰椎横突综合征：第三腰椎横突综合征一般有外伤史。体格检查可发现第三腰椎横突尖端压痛明显，局部肌肉痉挛或肌紧张。体格检查、影像学检查结果可以帮助鉴别，局部封闭也可鉴别腰椎间盘突出症。

(6)腰肌筋膜炎：中年人发病最多，多因肌肉过度运用或因剧烈活动后起病，检查时因肌肉保护性痉挛而出现侧弯和运动受限，有明显压痛点。影像学检查无明显异常。

22 骨质增生为何不可怕

资料表明，60 岁以上的女性，50 岁以上的男性，90%的人可有不同程度的椎体骨质增生，但大多数并不出现临床症状，所以骨质增生是骨质的退行性变，属于一种生理、病理过程，并不是什么可怕的现象。往往有些人拍 X 线片发现颈椎和腰椎有骨质增生后心情很紧张，唯恐将来会出现四肢瘫痪而忧心忡忡，这是完全没有必要的。椎体退行性变引起的椎体后外侧或椎间孔附近的骨质增生确实可能刺激或压迫神经根或脊髓，但这种情况经临床证明仅占很小一部分，骨质增生不是一种病，而是一种机体正常的保护性反应。只有当有相应症状时，经合理的治疗(如离子导入、电脑中频、针灸、按摩、小针刀等)可使症状消失。

23 腰椎间盘突出症对人体会带来什么危害

腰椎间盘突出症严重者，早期可以出现腰痛、腰部畸形、不能弯腰，伴随坐骨神经痛，当弯腰、长距离行走、坐椅子、咳嗽、喷嚏或用力大便时，均可使疼痛加重。出现大腿或小腿的麻木、疼痛，严重时会出现肌肉瘫痪，如足下垂、足踇指背伸无力。肛门周围麻痹，大、小便失禁或便秘，男性勃起功能障碍等。该症给患者生活和精神带来极大痛苦。

24 坐位工作者如何预防腰椎间盘突出症

(1)姿势正确：应是上身挺直，收腹，下颌微收，两下肢并拢。如有可能，最好在双脚下垫一踏脚或脚凳，使膝关节略高出髋部。如坐在有靠背的椅子上，则应在上述姿势的基础上尽量将腰背紧贴并倚靠椅背，这样腰骶部的肌肉不会太疲劳。久坐之后也应活动一下，松弛下肢肌肉。

(2)调节体位：健康人久坐要起立时，须做 1～2 个伸展腰部的活动，有腰痛病史的患者应在半小时至1小时左右变换体位，伸展腰部的活动，必要时还应在医生指导下进行有针对性的运动，才能达到防止和延缓椎间盘退变的效果。

（3）加强腰背肌功能锻炼。

25 腰椎间盘突出症怎么治疗

治疗方法通常有三种：

（1）保守治疗：包括药物、按摩、牵引、腹针、平衡针等方法，适合于初发和病情较轻的患者。具有消除局部炎症、增加局部血供及缓解肌肉痉挛的作用。

（2）介入治疗：与传统的手术方法相比，微创介入治疗技术具有创伤小、恢复快、不破坏椎管内正常结构及不影响脊柱生物力学稳定性等优点。例如臭氧消融术、胶原酶化学溶解术、经皮激光椎间盘减压术、等离子髓核低温消融术等。

（3）手术治疗：椎间盘突出症中8%～10%的患者经非手术治疗无效，需行手术治疗。如果出现马尾神经损伤或神经根麻痹应行急诊手术，尽快解除神经压迫。但手术往往危险性较高、创伤较大、影响脊柱稳定性且术后恢复慢。

目前手术治疗方式分两种：一是后路开放椎板开窗髓核摘除术。该手术暴露视野充分，直接操作摘除髓核，神经根减压充分，术后效果是肯定的。二是微创手术，在椎间盘镜下行椎板开窗髓核摘除术。该手术伤口2厘米左右，不需要广泛剥离椎旁肌肉，可最大限度地保留关节突，对脊柱稳定性因素破坏小，出血少，恢复快，术后第二天即可佩戴腰围下床活动。

26 腰椎间盘突出症的手术指征有哪些

手术指征：

（1）间盘突出：属巨大型、破裂型或多节段病变。

（2）椎管严重狭窄：主椎管矢状径小于10毫米或神经根管前后

径小于2毫米。

(3)马尾神经损害:会阴部或肛周感觉缺失、膀胱直肠功能障碍和下肢麻痹。

27 椎间盘突出症的手术方法有哪些

(1)常规的椎板减压术、扩大开窗术、半椎板切除、全椎板切除。

(2)椎板减压术加内固定术或加植骨融合术。

(3)椎管内多节段软组织松解术。

(4)椎间盘镜下间盘摘除术。

(5)经皮穿刺椎间盘切吸术或高功率激光切除术。

28 椎间盘突出症的物理疗法有哪些

物理治疗包括电疗、红外线照射、热疗等方法,和推拿、针灸等治疗目的基本相同。就是以缓解患者的临床症状为主,而非根治手段。由于腰椎间盘突出症的患者多数伴随慢性腰肌劳损,梨状肌紧张,腰椎间盘突出物压迫的神经随神经走过的部位肌肉痉挛造成腰腿痛,一般医院会用理疗、推拿、针灸等治疗手段来缓解肌肉的紧张和痉挛。

29 日常生活中怎样纠正不良体位及姿势

(1) 睡眠姿势:人的一生中约1/3的时间是在睡眠中度过的,所以长期睡眠姿势不良也可导致腰腿痛的发生。一般而言,睡姿应使头颈保持自然仰伸位最为理想,最好平卧于木板床(或以木板床为底,上方垫以席梦思床垫亦可),使膝、髋略屈曲。如此体位可使全身肌肉、韧带及关节囊都获得最大限度的放松与休息。对不习惯仰卧者,采取侧卧位亦可,但头颈部及双下肢仍以此种姿势为佳。俯卧位无论从生物力学或从保持呼吸道通畅来看都是不科学的,应加以改正。此外,枕头不能太高或太低,要根据各人情况,一般7~9厘米较为适当;而且枕头宽度也要适当,颈部不能悬空。仰卧位起床时,最好先采取侧卧位,然后在双上肢的支撑下,使躯干离开床面,这样比从仰卧位起床要省力得多。

(2) 站立体位:长时间站立工作者,应适当使双臂上伸和做蹲体动作,这样可使腰部骨关节及肌肉得到调节,消除疲劳,延长腰肌耐力。应尽量避免在一个固定的体位下持续工作。经常需要长期站立的工作者(如术科医生、护士、交警等)应学会"站立平腰保护法",即轻轻收缩臀肌,双膝微弯,此时骨盆即转向前方,腹肌内收,腰椎生理前凸变平,这样,就可以调节脊柱负重线,达到消除疼痛和疲劳的目的。

(3) 坐位:长时间坐位工作者除要注意坐姿和经常活动腿外,自坐位起立时,应先将上身前倾,两足向后,使上身力量分布在两足,然后起立。

(4) 劳动:劳动姿势不正确,容易造成腰椎间盘突出。背重物时,胸腰稍向前弯,髋膝稍屈,迈步要稳,步子不要大。这些正确的劳动姿势可预防劳动时引起腰椎间盘突出。

30 产后怎样预防腰椎间盘突出症

(1)加强锻炼,增强腰部肌肉肌力:长期缺乏身体锻炼,腰部肌肉力量减弱,不利于保护椎间盘。例如在睡觉前将腰部和臀部反复抬高呈弓状,可以达到一定效果。

(2)避免持重:新妈妈刚经历生产,自己不要抬重物,动作不要过猛。拿东西时身体要靠近物体,避免闪腰。

(3)休息:充分的睡眠可帮助产妇恢复体力,恢复肌肉的弹性。不能搬动较重的物体,减少腰部受伤的机会。

(4)适当控制体重:大多数产妇产后体重都有明显的增加,过于肥胖的腹部,增加了腰部负荷。当然,身体也不能过于瘦弱。所以,体重适度最好。

(5)保暖:产后产妇的体质非常虚弱,容易受凉,尤其是怀孕期间受力较重的腰部,更容易受到风寒侵袭,所以要做好保暖。

31 腰椎间盘突出症的康复治疗有哪些

（1）卧床休息：症状初发时应绝对卧床 3～4 周，避免负荷，待症状缓解后可佩戴腰围起床活动，但不能做任何屈腰动作。如患者因生活不便而不能坚持卧床生活，则会影响疗效。

（2）牵引：在绝对卧床期间采用持续骨盆牵引，重量 7～10 千克，使椎间盘间隙增宽，减少椎间盘内压，扩大椎管容量，减少神经根刺激或压迫。

（3）物理治疗：可运用超短波、微波治疗仪、中频等治疗。具有消炎镇痛、促进血液循环、缓解肌肉痉挛的作用。

（4）推拿按摩：用推拿、按摩手法对患者进行循经点穴，活血镇痛，疗效显著。

（5）针灸拔罐治疗：可活血化瘀，通经除湿，强筋壮骨，有效促进损伤组织的修复。

（6）局部治疗：可采用髓核化学溶解法和硬膜外封闭、骶管封闭等治疗。

32 腰椎间盘突出症的治疗目的是什么

腰椎间盘突出的康复治疗是为消除症状和体征，而不可能消除腰椎间盘退行性改变与腰椎骨质增生。患者应明白骨质增生是人体对椎节失稳的一种适应性反应，只有注意消除生活和工作上可能加重病情的因素，减轻或消除对各种神经和血管组织的刺激和压迫，解除肌肉痉挛，消除炎性水肿，改善局部血液供应，恢复或改善腰椎的稳定性，才是最佳预防和治疗方法。

33 腰椎间盘突出症急性发作怎样治疗

当腰椎间盘突出急性发生时疼痛常剧烈难忍，一般止痛药无效，并于活动、弯腰、久站、咳嗽、打喷嚏和排便时疼痛加剧，卧床休息时好转，严重者有明显跛行。

腰椎间盘突出症急性发作时，应立即让伤员躺在硬板床或硬木板上休息，以解除体重、肌肉和外来负荷对椎间盘的压力，卧床的体位不受限制，但不得坐起和站立，然后转送医院接受治疗。

就体位而言，卧位最好，坐位最差，卧位中仰卧位最差。如果能取俯卧位，腹部垫枕较好；仰卧时，膝下放枕头，可能会舒服些，疼痛减轻些。体位是因人而异。如果什么体位都痛，当然应该加用药物、封闭疗法等措施。

34 有些椎间盘突出症为什么难治

（1）由于椎间盘是无血管组织，主要是靠软骨板的渗透提供营养的，现有药物大多需经肠胃吸收、血液循环才能到达病变部位，因而疗效甚微。患者常常看到，通过X线片、CT、MRI检查，自己的病情被诊断得清清楚楚，但是治来治去就是治不好。

（2）椎间盘突出日久易钙化、粘连，而椎间盘突出后椎间隙变窄，椎体受到不正常牵拉，必然引发骨质增生、产生无菌性炎症。手术只是解决了突出物压迫神经的问题，而对于椎间盘突出引起的这些并发症，却无能为力。很多患者虽然做了手术，甚至做了两三次手术，CT、MRI已明确显示突出物消失，神经受压解除，而病情却没有多大好转，就是这个原因。

35 腰椎间盘突出症手术前注意什么

首先，腰椎间盘突出患者手术前应该对心、肝、肺部位进行全方位的检查，并且还需要对血常规等常规项目进行检查，以大大减少手术时的危险。

其次，腰椎间盘突出患者手术前应进行局部的清洗，保持自身的清洁，这样可以大大减少病菌传染的可能性，提高手术的成功率。

此外，腰椎间盘突出的患者还应调整好自己的心态，平和地面对疾病，积极地配合医生进行治疗，这可以有助于疾病的更好更快康复。

36 腰椎间盘突出症术后应注意哪些事项

（1）手术后患者需严格卧床休息，床铺最好用硬板床，卧床时间为4～5周。可根据患者年龄、体质及手术切除组织范围而定。

（2）手术后早期翻身应由护理人员协助，不宜自行强力翻转，以保证腰部筋膜、肌肉、韧带愈合良好。

（3）充分卧床休息后，可在合适的腰围保护下，下床做轻度活动，如果手术中有植骨，则宜用石膏背心固定3～4个月，待植骨完全愈合后再下床活动。

（4）在恢复期，患者要逐渐加强腰背部肌肉力量的锻炼并注意纠正不良姿势，注意腰背活动的自我保护，以防止疾病复发。

（5）手术后，脑力劳动者2～3个月后逐渐恢复工作，体力劳动者3～4个月后才能开始工作。工作应由轻到重，工作时间由短到长，并避免做强烈的弯腰或负重活动。

37 手术治疗腰椎间盘突出症有哪些并发症

（1）感染：是较为严重的并发症。尤其是椎间隙感染给患者带来的痛苦很大，恢复时间长，一般感染率为14%左右。主要表现是：原有的神经痛和腰腿痛症状消失，5～14天发生剧烈的腰痛伴臀部或下腹部抽痛和肌肉痉挛，不能翻身，痛苦很大。

（2）血管损伤：腰椎间盘突出症手术时血管损伤，主要发生在经后路手术摘除椎间盘时造成。若经前路腹膜内或腹膜外摘取椎间盘时，由于暴露腹主动脉和下腔静脉或髂总动、静脉，反而不易误伤这些大血管。血管损伤的原因，多系用垂体钳过深地向前方摘除椎间盘组织，结果组织钳穿过前侧纤维环，钳夹大血管后造成血管撕裂伤。

（3）神经损伤：腰椎间盘突出时，受压神经根本身即因椎间盘组织的压迫，髓核物质的化学性刺激而充血、水肿、粘连等呈不同程度的神经损伤，因此在手术后，可有神经症状较前加重的可能，有的则是因手术操作而引起的神经损伤。神经损伤可分为硬膜外单根或多根神经损伤、硬膜内马尾神经或神经根损伤、麻醉药物损伤。

（4）脏器损伤：腰椎间盘摘除时，单纯脏器损伤少见，几乎均是血管损伤时伴有其他脏器损伤，如输尿管、膀胱、回肠、阑尾等。

（5）腰椎不稳：在行腰椎间盘切除术的一部分患者中，坐骨神经痛消失而腰痛持续存在，其中一个原因是腰椎不稳，表现在腰椎前屈时出现异常活动。所以对于腰痛症状严重的，在功能性运动腰椎摄片时，有明显脊柱异常活动的患者，应行脊柱融合术，解决脊柱不稳定所致的腰痛。

（6）脑脊液漏或脊膜假性囊肿：多由于经硬膜内手术，硬膜缝合不严，或硬膜切口处不缝合而用吸收性明胶海绵覆盖硬膜切口处。硬脊膜假性囊肿多在术后几个月内出现腰腿痛，在手术瘢痕处或腰骶部有球形囊样物与硬膜粘连。肿物囊壁薄而发亮，呈粉红色，肿物边缘增厚，肿物有微孔和椎管，由硬膜下腔相通。压迫囊样肿物，可引起坐骨神经痛。

38 腰椎间盘突出症术后护理应注意什么

腰椎间盘突出症术后 24 小时内应保持平卧位，腰部垫小枕，可以压迫刀口减少出血。注意观察患者的一般情况，呼吸、血压、脉搏等。注意保持引流管通畅，不要使引流管受重压或折弯，维持其负压和无菌状态。同时注意观察伤口渗血、渗液情况，观察引流液的颜色、成分和总的引流量等。术后 24 小时内应反复检查患者阴部及双下肢感觉运动变化情况，如果神经受压不见好转反而进行性加重，同时引流管不够通畅，引流量很少，说明椎管内出血量较多，局部形成血肿，导致神经受压。应立即手术探查，避免神经受压过久出现不可逆性瘫痪。加强生活护理，定时给患者翻身，翻身时注意肩部和臀部同时翻转，保持腰部平直无扭曲。协助患者在床上平躺着大、小便，可以使用尿壶和一次性尿布等，注意避免污染伤口敷料。术后 48～72 小时拔除引流管后，即可鼓励患者进行直腿抬高锻炼和腰背肌肉锻炼，争取早日康复。

39 术后如何预防腰椎间盘突出症的复发

腰椎间盘突出症患者经过治疗和休息后，可使病情缓解或痊愈，但该病的复发率相当高，原因为以下几点：

（1）腰椎间盘突出症经过治疗后，虽然症状基本消失，但许多患者髓核并未完全还纳回去，只是压迫神经根程度有所缓解，或者是和神经根的粘连解除而已。

（2）腰椎间盘突出症患者病情虽已稳定或痊愈，但在短时间内，一旦劳累或扭伤腰部可使髓核再次突出，导致疾病复发。

（3）在寒冷、潮湿季节未注意保暖，风寒湿邪侵袭人体的患病部位，加之劳累容易诱发本病的复发。

（4）肝肾亏损未能及时补充。中医认为，肾藏精，主骨；肝藏血，主筋。肾精充足、肝血盈满，则筋骨劲强、关节灵活。人到中老年，生理性功能减退，肝肾精血不足，致使筋骨失养，久而久之，容易发生骨关节病。

（5）术后的患者虽然该节段髓核已摘除，但手术后该节段上、下的脊椎稳定性欠佳，故在手术节段上、下二节段的椎间盘易脱出，而导致腰椎间盘突出症的复发。

腰椎间盘手术后要严格遵守腰椎间盘突出症手术护理方法，做到预防术后腰椎间盘突出。